아메리칸 선명상 : 통찰

역자 현안스님

영화선사를 은사로 미국 위산사에서 출가하였습니다. 현재 한국, 미국, 유럽을 오가며 다양한 선명상 프로그램을 기획하고 지도합니다. 국내 저서로는 《보물산에 갔다 빈손으로 오다》(어의운하, 2021)를 출판하였으며, 영화스님의 국내 출판을 위한 번역 작업도 활발히 진행하고 있습니다.

교정 대지스님

2009년 부산 옥천사 정혜스님을 은사로 출가하였습니다. 봉녕사 승가대학을 졸업하고, 전국비구니회관 법룡사에서 소임을 맡았으며, 약수암·보현암 등 제방 선원에서 참선 수행을 하였습니다. 현재는 미국 영화선사의 지도하에 청주 보산사에서 수행 정진 중입니다.

도와주신 분 박동욱

서울대학교 경제학과를 졸업하고, 미네소타대학교에서 경제학 박사 학위를 받았습니다. 25년간 경제연구원에서 근무하였으며, 현재 홍익대학교 경제학부 조교수로 재직 중입니다. 2021년 보라선원에서 위앙종의 가르침을 만나 본격적인 불교 수행을 시작하였습니다.

추천의 말

영화선사의 가르침은 선과 염불을 함께 닦는 수행법으로 선정쌍수(禪淨雙修)의 다름 아닙니다. 본인의 은사인 청화큰스님의 염불선과도 일맥상통하므로, 이 책을 기꺼이 추천하는 데 주저하지 않게 되었습니다.

말하자면, 저자는 중국 선종인 위앙종의 가풍을 섭렵하고, 근본선의 핵심인 삼매(선정)를 강조하며 정토 불교의 왕생극락도 설하고 있습니다. 이는 전통과 현대를 조화하면서, 현대인들에게 쉽게 실천할 수 있는 수행법을 제시한 것입니다.

저자는 "선명상의 목표는 자신을 훈련하여 집중력을 높이고 일심이 되는 것"이라고 말합니다. 그러므로 선정을 바탕으로 지혜를 계발하는 것이며, 조도(助道)의 방편으로 진언 수행도 주저하지 않으며, 근본적으로 선행을 쌓고 공덕을 짓는 일을 권장합니다.

    아울러, 정토의 왕생극락도 오랜 생을 거치지 않고, 이번 생에 이루어서 정토에서 안락하게 수행하기를 바라는 것입니다. 다만, 요즘 사람들의 생활 현실을 감안하여 간결하면서 구체적인 행법을 설하며, 인내를 통하여 성취감을 고조시켜 행복으로 이끌고 있습니다.

    또한 저자는 수행자로서 자비롭게 가르쳐야 할 책임을 갖고, 겸손하며 친절한 면모로 현대인들에게 다가가기를 원합니다.

    게다가 저자의 모든 수행 방법과 가르침은 은사인 선화상인의 은혜 덕분이고, 그 스승에게 진 빚을 갚고 현대인들에게 큰 행복을 줄 수 있는 선명상을 전하고자 하는 것입니다.

    아무쪼록 이 책의 가르침으로 현대인들이 번뇌와 고통을 여의고, 선열(禪悅)과 법락(法樂)을 함께 누리기를 기원합니다.

도봉산 광륜사 주지 명원 화남
2025년 11월

역자의 말

이 책을 번역하는 동안 다시 한번 '배운다'는 것이 무엇인지 깊이 생각하게 되었습니다. 선(禪)의 지식은 언어로 전해지지만, 실제로는 실천으로 옮길 때 비로소 살아 움직입니다. 그래서 번역의 과정은 단순히 언어를 바꾸는 일이 아니라, 그 뜻을 내 안에서 확인하고 내 수행을 점검하는 일이기도 했습니다.

이 책을 옮기며, 그 생생한 가르침이 한국어를 통해서도 온전히 전해지기를 바랐습니다. 영화스님의 법문에는 한마디 한마디에 수행의 땀과 중생을 향한 자비가 배어 있기 때문입니다. 그러니 이 책을 읽는 모든 분들이 언어 너머의 그 진심을 느끼시길 바랍니다.

비록 부족한 역자의 손을 거쳤더라도 그 뜻이 흐려지지 않기를, 이 가르침이 수행자들의 삶 속에서 다시 살아 움직이기를 기원합니다. 영화스님의 말씀처럼, 선의 가르침은 '아는 것'이 아니라 '하는 것'입니다. 스승의 말씀이 단지 문장으로 머물지 않고, 수행자의 삶 속에서 실행되고 유익하길 진심으로 바랍니다.

  이 책이 처음 선을 접하는 이들에게는 길잡이가 되고, 이미 정진하고 있는 이들에게는 수행과 일상의 문제를 풀어낼 하나의 실마리가 되면 좋겠습니다.

종로 보화선원 현안 (賢安)
2025년 10월

영화선사 소개

영화선사는 현재 미국 캘리포니아 로스앤젤레스 위산사를 중심으로, 미국과 한국을 오가며 세계 각국의 스님들과 재가 수행자들을 지도하고 있는 선승입니다.

베트남에서 태어난 영화선사는 1973년 유학을 위해 미국으로 건너가 미네소타대학교에서 수학을 전공하고, 시카고대학교에서 경영학 석사 학위를 받았습니다. 기업체에서 근무하던 중, 중국 선종의 가장 오래된 위앙종의 법맥을 이은 선화상인을 만나 큰 감화를 받아 1995년 출가를 결심하였습니다.

선화상인의 입적 후에도 수행을 이어가며 선지식을 찾아 나선 영화선사는, 1999년 만각스님으로부터 비구계를 수지하고 대만에서 2년간 중국어와 계율을 집중적으로 공부하였습니다. 이후 2001년 미국으로 돌아와 은둔 수행에 전념하다가, 2005년부터 본격적으로 대중 지도를 시작하였습니다.

같은 해 비영리 종교법인 보디라이트인터네셔널(Bodhi Light International)을 설립하고, 2012년에는 본거지인 여산사를 창건하였습니다. 이후 위산사, 금림선사, 법장사 등 미국 내 수행처를 확장하였으며, 2020년부터는 한국에서 청주 보산사, 분당 보라선원, 서울 보화선원을 차례로 개원하여 한국 불자들의 요청에도 응답하였습니다.

특히, 한국에 도량들이 세워진 이후 많은 젊은이들이 선명상과 대승을 접하고 출가하여 새로운 출가 대중을 형성하는 계기가 되었으며, 나아가 유럽과 중국 국적의 수행자들 또한 영화스님을 은사로 출가해 한국 승가에 합류하였습니다. 그 결과 위앙종의 가르침은 국경을 넘어 한국 내에서도 국제적인 출가 공동체를 이루게 되었습니다.

영화선사는 대중에게 선과 정토를 동시에 지도하며, 진언 수행 또한 권장합니다. 매년 여름과 겨울에는 불칠 및 선칠 수행을 주관하고, 이 기간에 매일 법문과 개별 지도를 통해 많은 수행자가 실제로 진전을 이루도록 이끌고 있습니다.

코로나 팬데믹 이후 매년 봄과 가을에 한국을 방문해, 위앙종 도량은 물론 국내 여러 사찰에서 법문을 하고 있습니다.

특히 가을마다 청주 보산사에서 열리는 관음칠법회에서는 《법화경》「관세음보살보문품」 독송과 기도를 통해 많은 이들이 관세음보살님의 가피를 체험할 수 있도록 이끌고 있습니다.

지난 20여 년 동안 영화선사는 쉼 없이 대중을 지도하며, 대승경전을 강설하고, 대승 전통을 현대적이고 서구적인 맥락 속에서 체계화해 왔습니다. 오늘날 전 세계 각계각층의 수행자들이 함께 그 가르침을 배우고 있으며, 영화선사의 지도 아래 위앙종의 가르침은 더욱 널리 펼쳐지고 있습니다.

위앙종 소개

위앙종은 중국 당대 말 고승인 위산영우$^{(771-853)}$와 그의 제자 앙산혜적$^{(807-883)}$에 의해 성립된 선종오가$^{(禪宗五家)}$ 가운데 하나입니다. 남악 회양$^{(南嶽懷讓)}$의 법맥을 이은 위산스님이 위산에 주석하며 종풍을 펼쳤고, 앙산스님이 이를 계승·집대성하였습니다. 당대 이후 위앙종의 법맥은 한때 단절되었으나, 근대에 허운선사$^{(1840-1959)}$가 선화상인$^{(1918-1995)}$에게 법을 전하면서 다시 이어졌습니다.

중국 내 위앙종 9대 조사 선화상인은 20세기에 대승불교를 서구에 전한 최초의 선종 조사로 평가됩니다. 그는 1948년 허운선사로부터 인가받은 뒤 1949년 홍콩으로 옮겼고, 1962년 샌프란시스코의 홍콩인 불자의 초청을 받아 미국으로 건너갔습니다. 이후 전 세계에 27개 도량을 건립하고, 경전 번역·강설과 제자 교육에 헌신하여 약 200명의 출가 제자를 양성했습니다.

영화선사(Master YongHua)는 1995년 선화상인을 만나 출가하였습니다. 1999년 만각스님으로부터 구족계를 수지한 뒤, 2001년부터 2005년까지 은둔 수행에 전념하였습니다. 이후 제자들을 지도하기 시작하여, 현재는 미국과 한국에 여러 도량을 개원하여 다양한 국적과 연령층의 제자들을 지도하고 있습니다.

위앙종 도량

여산사 廬山寺 Lu Mountain Temple (미국 Los Angeles, 2012)
위산사 潙山寺 Wei Mountain Temple (미국 Los Angeles, 2018)
금림선사 金林禪寺 Gold Forest Chan Center (미국 San Jose, 2019)
보산사 寶山寺 Jeweled Mountain Temple (청주, 2020)
보라선원 寶螺禪院 Jeweled Conch Seon Center (분당, 2021)
법장사 法藏寺 Dharma Treasury Temple (미국 San Francisco, 2022)
보화선원 寶華禪院 Jeweled Flower Seon Center (서울, 2025)

영화스님의 불경 강설 연보

2024–현재 : 유마경 (진행 중)
2020–현재 : 화엄경 (진행 중)
2021–2024 : 육조단경 (앞 부분 재강설)
2017–2021 : 육조단경
2014–2017 : 반야심경
2011–2014 : 금강경
2010–2012 : 아미타경
2009–2011 : 지장경
2009–2011 : 약사경
2008 :　　　불유교경 (국내 출판 : 2023, 어의운하)
2007 :　　　사십이장경

위앙북스 소개

영화스님의 제자들은 지난 20여 년 동안 스님의 선과 정토 법문, 그리고 경전 강설을 꾸준히 기록하고 번역해 왔습니다. 특히 최근 10여 년간은 유튜브를 통해 실시간으로 법문을 방송하며, 중국어·베트남어·한국어·스페인어로 동시통역을 진행하여 대승불교의 가르침을 널리 전하고 있습니다.

이러한 교육과 전법의 노력은 세계 각지 봉사자들의 헌신으로 이어졌으며, 한국에서도 조계종과 위앙종 스님들, 그리고 많은 수행자들이 한국어 번역에 힘을 보태왔습니다. 그 결실로 2023년, 한국인 제자들이 위앙북스를 설립하였습니다.

위앙북스는 단순한 출판사를 넘어, 위앙종의 가르침을 현대어와 여러 언어로 옮겨 전 세계 수행자들에게 전하는 것을 목표로 합니다. 2025년 첫 출판물 《약사유리광여래본원공덕경》을 시작으로, 영화스님의 법문집과 다양한 대승경전 강설을 꾸준히 출간할 예정입니다. 위앙북스는 젊은 세대와 불교에 익숙하지 않은 이들도 쉽게 다가올 수 있는, 친숙하고 현대적인 불교 출판을 지향합니다.

이 책은 《The Chan Handbook II : Insights》의 한국어 번역본입니다.
전편인 《The Chan Handbook : The Learner's Guide to Meditation》은 《영화스님의 선명상》(운주사, 2024)으로 번역·출간되었으며, 본서는 그 후속편에 해당합니다.
원서 영문판은 아마존에서 구매할 수 있으며, 국내 위앙종 도량에서도 열람가능합니다.

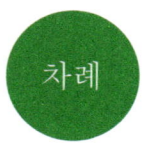

차례

들어가며   23

1. 매일 명상해야 합니다   29
2. 기본으로 돌아가기   33
3. 명상과 스트레스 감소   41
4. 왜 수업에 와야 할까?   46
5. 명상과 치유   51
6. 고통 없이는 얻는 것도 없다   55
7. 그냥 지켜보세요   60
8. 탐욕 조절   65
9. 분노 다스리기   68
10. 무명   72
11. 삼매에 대하여 더 자세히   76
12. 분별심을 멈추세요   81
13. 분별이 멈추었을 때   87
14. 왜 선지식인가?   91
15. 선지식을 알아보는 방법   95
16. 선지식이 가르치는 방법   102
17. 선지식을 얻는 방법   111

18. 이와 사 : 이치와 현상	118
19. 선(善)	124
20. 지혜의 본성	129
21. 깨달음 : 점오와 돈오	133
22. 선과 창의력	138
23. 수행 체험담	144
24. 여여부동	159
25. 구정	165
26. 선과 주력 수행	170
27. 선정쌍수 : 선과 정토	176
28. 질의응답	183
29. 진전의 확인	254
30. 복 쌓는 일의 중요성	261
31. 아, 그래요?	264
32. 마트에 가는 것도 선이다	268
33. 신심의 도약	273
34. 선어록	277
35. 부처님의 지혜	288
36. 마치며	297
품격 있는 삶	300
맺는 감사의 말	304
선명상의 실질적 이점	309

감사의 말

선을 수행한다는 것은
스승님께서 저를 위해 그려주신 여정을
직접 체험하는 일입니다.
그 길은 전적인 믿음을 요구하지만,
그동안 헤아릴 수 없는 보답을 주었습니다.
스승님의 깊은 지혜 앞에 한없이 낮아지며,
그 인도하심에 깊이 감사드립니다.

석 영화 합장

들어가며

소리를 관하는 관음$^{(觀音)}$법문은 대승불교에서 가장 강력한 명상법 중 하나입니다. 몇 년간 선을 가르친 뒤, 저는 제자들에게 이 특별한 선의 법문$^{(法門)}$을 전하기 시작했습니다. 어느 날, 거의 처음부터 함께 수행해 온 한 제자가 이렇게 말했습니다.

"스승님, 드디어 스승님께서 저희에게 집중력을 키우는 법을 어떻게 가르쳐 오셨는지 알 것 같습니다. 그러니까 그 뜻은… 맞죠?"

"정말 훌륭하구나!"

저는 이렇게 대답했습니다.

"마침내 이해해 참 자랑스럽다!"

여러분이 선을 이해하고자 한다면, 가르침받은 방법들을 열심히 실행해야 합니다.

저는 선을 가르칠 때, 학생들이 집중을 높일 수 있는 바른 기술에 대해 강조합니다. 학생들이 선 수행을 하면서 부딪히는 장애를 극복할 바른 지침을 제공하는 것이 지도자의 역할입니다.

선을 바르게 수행하면, 수행자들은 선 지침의 본질에 대해 더욱 깊이 감사하게 됩니다.

이유는 무엇일까요?

그 이유는, 수행자들이 계속해서 진전할수록 자연히 더 많은 것을 이해할 수 있고, 그에 해당하는 통찰을 얻기 때문입니다. 이것이 우리가 이 두 번째 선 지침서인 《아메리칸 선명상 : 통찰》을 준비하게 된 주요한 이유 중 하나입니다. 수행자들이 올바른 방향으로 나아가고 있다는 것을 인식한다면, 이 책에 담긴 다양한 통찰을 자연스럽게 체득하게 될 것입니다.

이 책은 반드시 우리의 첫 번째 선 지침서인《영화스님의 선명상》을 읽은 후에 보아야 합니다. 이 두 번째 선 지침서는 독자들의 피드백을 바탕으로 기획하였습니다. 많은 분이 첫 번째 책을 높이 평가해 주었지만, 선지식(善知識, Good Knowing Advisor)[1]을 찾기 전까지 더 많은 안내가 필요합니다. 우리는 사람들로부터 각 지역에서 수행을 이어갈 수 있도록 선지식을 추천해달라는 문의를 다수 받았습니다.

하지만 유감스럽게도, 자격을 갖춘 선지식은 극히 드뭅니다. 명상을 가르치는 사람은 많지만, 선을 제대로 가르칠 수 있는 이는 거의 없습니다. 그런 이유로 우리는 이 높은 수준의 수행을 단순히 명상(meditation)이나 젠(Zen)이라 부르지 않고, '선(禪)'이라는 전통적 용어로 구분하여 사용합니다.

---

[1] 대승불교 전통에만 있는 개념으로, 수행자의 상태를 꿰뚫어 보고 바른 길로 인도하는 통찰력 있는 스승.

우리는 독자들에게, 왜 우리가 전통적인 선의 훈련법을 고수하려 하는지 분명히 하고자 합니다. 그것은 원래 선의 훈련이 지닌 엄격함과 높은 기준 때문에 많은 사람을 멀어지게 할 위험이 있더라도 마찬가지입니다.

책을 읽다 보면, 선 수행의 기초를 더욱 탄탄히 다질 수 있는 여러 중요한 통찰을 얻을 수 있습니다. 힌트를 드리자면, 수행의 수준이 올라갈수록 이 두 권의 선 지침서를 주기적으로 다시 읽어야 합니다. 예를 들어, 선정의 다음 단계로 도약할 때마다 이 두 권의 책을 다시 읽는 것이 가장 이상적입니다. 그 이유는, 수행자의 시야가 높아진 만큼 선에 대한 통찰도 훨씬 더 많이 얻을 수 있기 때문입니다.

이번 후속편에서는 특히 심화한 선 개념을 설명하고자 여러 불교적 교리를 활용하였습니다. 이를 통해 독자들은 우리가 전하는 선 수행의 폭과 깊이에 대한 통찰을 얻을 수 있을 것입니다. 또한, '선지식'을 찾는 방법에 대한 실질적인 조언도 많이 담

앉습니다. 왜냐하면 그 존재야말로 선 수행의 핵심이라 생각하기 때문입니다.

이 책을 읽을 때는, 개인적 편견을 버리고 끝까지 인내심 있게 읽어주시기를 바랍니다. 심지어 여러분이 딱 한 번만 읽고 책을 내려놓더라도 저는 기쁘게 생각할 것입니다. 지금은 제 말에 동의하지 않으시더라도, 언젠가 — 수많은 생을 거친 뒤라 하더라도 — 결국 동의하게 되실 거라 믿습니다.

이것이 바로 대승 수행의 본질입니다.
심오한 가르침은 단번에 이해되지 않습니다.

사실, 저 역시 배운 것 중 아직도 이해하지 못한 부분이 많습니다. 시간이 흐르고 선 실력이 향상하면서, 많은 가르침이 점차 더 분명해졌습니다. 그때쯤에는 제 본래 스승님들은 이미 세상에 계시지 않았습니다. 감사의 마음을 직접 전하기엔 너무 늦었지만, 저는 크게 개의치 않았습니다. 그분들은 제 감사를 바라고 가르쳐주지 않으셨기 때문입니다. 스승님들은 그저 저에게 선물을 주기로 하셨을 뿐이고, 제가 얼마나 감사히 여기는지는 중요하지 않았습니다.

1. 매일 명상해야 합니다

선은 전인적인 웰빙을 위한 종합적인 방법입니다. 선명상은 우리의 신체적, 정서적, 지적 건강을 증진시킬 수 있습니다. 대부분은 신체적, 정서적, 지적 욕구를 돌보는 훈련을 받습니다. 하지만 안타깝게도 영적 삶을 간과하는데, 매우 심각한 실수입니다.

영성(Spirituality)[2]이란 우리 안에 본래부터 있는 선량함을 기르는 일입니다. 영성은 도덕성과 옳고 그름에 대해 가르쳐 줍니다. 만약 우리가 이 근본적인 본성의 선한 성품을 기르지 못한다면, 진정한 행복을 알 수 없습니다. 선명상은 영적 삶을 함양하는 데 있어 가장 훌륭한 방법 중 하나입니다. 왜냐하면 선의 핵심 목표가 바로 우리 안에 내재된 지혜를 드러내는 것이기 때문입니다.

그렇다면, 지혜는 어떻게 계발될까요?

무엇보다 먼저, 원칙이 있어야 합니다. 즉 선에서 꾸준한 효과를 얻기 위해서는, 매일 수행하는 루틴이 필요합니다.

선의 조사스님들은 이렇게 말씀하셨습니다.

"우리가 먹고, 씻고, 옷을 입듯, 명상도 반드시 해야 한다."

---

2 물질적·세속적 차원을 넘어, 인간의 내적 성숙과 깨달음을 지향하는 것.

이러한 원칙을 실천에 옮긴다면, 선명상의 진정한 이익을 얻게 될 것입니다.

더불어, 선은 우리 내면의 감정적·영적 욕구와 연결될 수 있도록 돕습니다. 명상은 우리의 시야와 판단을 흐리게 만드는 집착들을 더 잘 인지할 수 있게 해 줍니다.

또한, 선은 마음이 스스로 안정되는 자연스러운 과정이기도 합니다. 명상은 들뜬 마음을 가라앉혀 내면의 균형을 회복시켜 줍니다. 마치 마음의 엔진을 중립 상태로 전환해, 과열되지 않고 숨을 돌릴 수 있게 해 주는 것과도 같습니다. 전반적으로, 선은 우리 몸의 기(氣, Qi)[3] 흐름을 강하게 만듭니다. 기는 몸 전체에 흐르는 에너지이며, 동양 의학에서도 잘 알려져 있습니다. 강한 기는 노화를 늦추고, 외모도 더 젊어지게 합니다. 예를 들어, 대부분 선승들은 연령대에 비해서 훨씬 젊고 건강합니다. 마지막으로, 선명상은 우리의 삼매력을 증장시켜 줍니다. 모

---

[3] 우리 몸 전체에 흐르는 에너지.

든 선 수행자들은 명상할 때 깊은 안락을 경험하게 됩니다. 안락은 여러분이 인생에서 직접 통제할 수 있는 큰 즐거움 중 하나입니다.

2. 기본으로 돌아가기

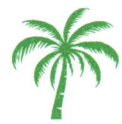 스트레칭

이 책의 전편인 《영화스님의 선명상》에서 여러 가지 스트레칭 동작을 소개한 바 있습니다. 좌선하기 전 시간만 된다면, 이 중 몇 가지를 해보는 것도 도움이 됩니다. 또한 앉아 있는 동안 통증이나 불편함이 있다면, 스트레칭으로 매우 빠르게 통증을 완화해 줄 수 있습니다.

실제로 선칠(禪七)[4]을 할 때는 좌선 전에 스트레칭을 하지 않습니다. 오히려 선칠 수행이 깊어질수록 특정 부위의 불편함을 빠르게 완화하기 위해 다양한 스트레칭을 그때그때 활용합니다. 예를 들어, 선칠 동안 학생들은 좌선 시간 사이사이에 걷는 시간과 더불어 상체 스트레칭을 자주 합니다.

단전

단전(丹田)은 배꼽 바로 아래 또는 약간 안쪽에 있습니다. 중국에서는 단전을 '기의 바다', 곧 '기해(氣海)'라고 부릅니다. 이 부위에 집중하면, 몸 안의 기가 더 빠르게 모입니다. 이는 마치 전투 전에 병력을 집결시키는 것과 비슷합니다. 우리가 단전에 집중하라고 가르치는 것은 여러분의 정신적 활동을 줄이는 방편이기 때문입니다. 예를 들어, 어떤 명상 지도자들은 정수리, 미간, 코끝에 집중하라고 가르칩니다. 하지만 단전에 집중하면 자연스럽게 망상

---

[4] 칠일간 좌선(坐禪)에 전념하는 집중 정진 기간.

이 줄어듭니다.

이것이 바로 명상의 목적입니다.
'생각을 멈추는 것'입니다.

혹시 단전을 '느끼지' 못한다고 해서 걱정할 필요는 없습니다. 명상 실력이 향상됨에 따라 단전에 대한 인식도 함께 발전하게 됩니다.

결가부좌

결가부좌 자세를 사용해 앉을 것을 강력히 권장합니다. 처음 평좌에서 반가부좌, 그리고 결가부좌로 점차 단계를 올릴 수 있습니다. 결가부좌로 앉으면 헤아릴 수 없는 복덕이 쌓입니다. 그래서 그 자체로 충분히 가치가 있습니다. 특히 이 자세는 삼매의 깊이를 더욱 깊게 해 줍니다. 이것이 바로 선의 비밀입니다. 선 실력을 빠르게 향상하고자 한다면, 불편함과 통증을 감수할 충분한 가치가 있습니다. 익숙해지면 결가부좌는 가장 편안한 자세가 됩니다. 몸의 균형이 삼각형 기반 위에 안정적으로 잡히기 때문입니다. 결가부좌로 앉으면 불가사의한 공덕을 만들어냅니다.

하지만 대부분의 명상 지도자들은 결가부좌 자세를 꺼립니다. 실제로 많은 이들이, 소승 승려들도 주로 반가부좌 자세를 사용한다고 말합니다. 그것도 틀린 말은 아닙니다. 반가부좌를 마스터하면 구정(九定)까지 도달할 수 있습니다. 그러나 그 단계를 넘어서려면 결가부좌를 해야 합니다. 결가부좌야말로 여러분을 가장 멀리 데려다 줄 수 있는 자세입니다.

결가부좌가 꼭 필요하다는 뜻은 아닙니다. 다만 이 자세로 훈련하는 것이 훨씬 우월합니다. 예를 들어, 나의 초기 서양인 제자 중 한 명은 70대 중반이었고 처음에는 무릎이 하늘을 향할 정도로의 평좌로만 앉을 수 있었습니다. 그는 열심히 노력하여 마침내 반가부좌에 익숙해졌고, 결국 두 다리가 바닥에 평평하게 닿게 되었습니다. 하지만 4년 동안 결가부좌를 끝내 하지 못했고, 그 후 수행을 중단했습니다. 떠날 무렵에는 이미 무색계의 가장 꼭대기 단계에 도달해 있었습니다.

선은 높은 목표를 세우고 거기 도달하겠다는 큰 기대를 품는 것입니다. 이번 생에 그 목표에 도달할 수 있다는 보장은 없습니다. 하지만 포기하지 않고 높은 목표를 향해 나아가려는 것이 중요합니다. 성공은 그 안에 있습니다.

아픔의 고비

대부분 사람들처럼 나 역시 통증과 불편함을 싫어합니다. 이는 매우 강한 집착입니다. 그래서 첫 번째 아픔의 고비를 돌파해 보라고 권합니다.

이 책의 전편에서 언급했듯, 타이머의 카운트다운 방법으로 앉는 시간을 점차 늘리면 통증도 점점 심해집니다. 보통 1시간에서 1시간 반쯤에 통증이 절정에 이르고, 그 고비를 넘기면 통증은 서서히 줄어듭니다. 다리가 저리거나 감각이 사라졌다가도 이후엔 다시 원래 상태로 돌아옵니다.

첫 번째 아픔의 고비를 넘어서면, 그때 진정한 선 실력이 눈에 띄게 길러지기 시작합니다. 소화력이 좋아지고, 체력도 늘어납니다. 연이어 아픔의 고비를 돌파해 나가는 것은, 선지식의 도움 없이도 삼매력을 증장시킬 수 있는 매우 효과적인 방법입니다. 구체적인 목표를 세우고 포기하지 않고, 목표에 도달할 때까지 밀고 나가는 인내를 키우는 훈련이기도 합니다.

이것이 바로 선에서의 성공 공식입니다.
포기하지 않으면 반드시 목적지에 도달할 수 있습니다.

또한 두려움과 정면으로 마주함으로써 두려움을 극복하는 데 큰 도움이 됩니다. 그저 앉아 있는 단순한 행위, 다리 통증을 점차 견디는 훈련, 그리고 통증을 극복하는 행위가 여러분의 인격을 단련시킵니다!

모든 기법을 다 동원하라

요리를 배울 때는 찌기, 데치기, 튀기기, 굽기, 바비큐, 중탕, 베이킹 등을 배우게 됩니다. 무술을 배울 때도 넘어지기, 구르기, 발차기, 주먹치기, 꺾기, 조르기, 급소 치기 등 여러 동작을 훈련합니다. 이와 마찬가지로 우리는 이 책에서 소개하는 다양한 수행법을 직접 시도해 보길 권장합니다.

왜일까요?

상황에 따라 어떤 특정 방법이 더 잘 작동할 수 있기 때문입니다. 예를 들어, 집중이 잘되지 않을 때는 호흡을 세는 기법을 써보세요. 호흡에 집중하고, 본래 생명의 리듬으로 돌아가 외부 자극에 끌려가는 대신 내면으로 들어가는 것입니다. 혼란한 환경에 있을 때는 만트라$^{(眞言, Mantra)}$[5]를 사용해 보세요. 우리 선명상 지도자들은 명상을 위한 공간을 보호하고 안정시키는 방법으로 진언을 사용하는 교육을 받습니다. 실제로 명상에 적합한 환경을 조성하려면 눈에 보이지 않는 많은 준비가 필요합니다.

마음이 극도로 번뇌로울 때는 경전 독송을 시도해 보세요. 놀랄 정도로 빠르게 마음이 진정됩니다. 불경에는 실제로 신비한 힘이 담겨 있습니다. 사실 불경 독송에는 마음을 진정시키는 그 이상의 힘이 있습니다. 여러분이 직접 경험해보시길 바랍니다.

---

5 진언, 다라니, 신주라고도 불리며, 신묘장구대다라니와 광명진언 등이 대표적.

3. 명상과 스트레스 감소

스트레스란 내적 또는 외적 기대를 충족하지 못하거나 충족할 수 없는 상태를 뜻합니다. 오늘날 과부하에 시달리는 삶은 일상이 되어버린 것 같습니다. 우리는 끊없는 마음의 기복, 쉼 없이 몰아치는 기대, 정책, 왜곡, 편견 등의 영향에 끌려다니고 있습니다. 감각기관은 끊임없이 외부 자극을 받아들여 우리를 과부하 상태에 빠지게 만듭니다.

보통 우리는 아침에 상쾌하게 일어나지만, 머리

가 작동하기 시작하면 금세 피곤하고 지쳐버립니다. 스트레스를 받을 때는 마치 큰 바위가 가슴을 누르는 것처럼 느껴지고, 호흡은 얕아집니다. 뇌로 가는 산소 공급은 줄어들고, 문제 해결 능력도 더욱 떨어지게 됩니다.

대부분 사람들은 자신을 '과열' 상태로 내몰다가 결국 감당할 수 없게 됩니다. 어떤 이들은 단 음식이나 커피로 잠시 휴식을 취하려 하지만, 차라리 몇 분이라도 명상하는 편이 훨씬 낫습니다. 많은 이가 알아차리지 못하지만, 마음을 잠시 멈추고 물러서기만 해도 자연스럽게 스트레스를 줄일 수 있습니다. 마음이 고요해지면 욕망도 줄어들고 외부 자극에 대한 반응도 줄어듭니다.

이것이 바로 선명상이 스트레스를 관리하는 데 가장 강력하고 효과적인 수단 중 하나인 이유입니다. 물론 태극권, 기공, 요가, 운동도 도움이 됩니다. 하지만 명상만큼 효과적이지는 않습니다. 명상만이 의식의 대상에서 벗어나 이완하는 능력을 키울 수 있게 해 줍니다. 선은 우리가 내면의 감각을 외부 자극에 얽매이지 않도록 분리하는 기술을 길러줍니다.

선 수행은 세상을 버리는 일이 아닙니다. 오히려 세상의 유혹과 요구에 대한 우리의 집착에서 벗어나는 것입니다. 이를 통해 머릿속이 맑아지고, 문제를 더 잘 파악하고 해결할 수 있습니다.

선은 외부 세계를 바꾸려는 것이 아닙니다. 타인을 변화시키는 것은 일시적이지만, 자신을 바꾸는 것은 훨씬 오래갑니다. 제가 가르치는 입장에서, 사람은 스스로 바뀌고자 할 때만 변화가 가능하다는 사실을 배웠습니다. 변화의 강요는 폭압이기에 선의 가르침과는 맞지 않습니다. 결국, 자신을 변화시키는 것이 가장 효과적인 에너지 사용법입니다. 세상은 우리가 어떤 렌즈로 바라보느냐에 따라 그 모습이 달라집니다. 선명상에 능통한 사람은 이 세상이 흔히들 느끼는 것처럼 혼란스럽고 고압적이지 않고 조화롭고 평화로울 수 있다는 사실을 발견하게 됩니다.

더 나아가, 우리가 스트레스에서 벗어나면 자연스럽게 주변 사람의 긴장도 함께 풀어주는 사람이 됩니다. 자연스럽고 유쾌하며 부드러운 태도를 익히게 됩니다. 저는 이것을 '선의 유머'라고 부릅니다. 자신을 지나치게 진지하게 여기지 않고, 자기 일조차 가볍게 웃어넘길 수 있는 능력입니다. 이렇게 되면 남을 판단하거나 비난하는 일도 줄어듭니다.

그 결과 우리는 더 유쾌하고 친절하며, 함께 있기에 편안한 사람이 됩니다. 외부 세계의 자극에 긴장하고 과잉 반응하는 대신, 압박을 담담하게 받아들이고 타인을 포용할 수 있는 여유를 갖게 됩니다. 그리고 점차 자기방어가 필요 없다는 사실을 발견하게 됩니다. 그것이야말로 궁극적인 이완입니다. 우리는 두려움 없고, 꾸밈없는 존재가 될 수 있습니다.

공격이나 압박에 대한 가장 훌륭한 방어는 반응하지 않는 것입니다. 그건 수용하지도, 거절하지도 않는 상태입니다.

    선 수행의 고수들은 어째서 상처받는 걸 두려워하지 않을까요? 그 이유는 몇 가지가 있습니다.

    선의 고수는 상대가 닿을 수 없을 만큼 매우 빠릅니다.

    설령 때린다 해도, 자연 방어력이 강하기 때문에 피해는 최소화됩니다.

    약점을 건드린다 해도, 상처는 입을 수 있지만 매우 빠르게 회복할 수 있습니다.

4. 왜 수업에 와야 할까?

선 수행자들은 규칙적으로 선원[6]에 다니도록 노력해야 합니다.

첫째, 더 규칙적으로 생활하게 됩니다. 그렇게 하면 자연스럽게 일상에 녹아들 수 있는 수행의 시스템을 만들 수 있습니다. 선명상은 밥을 먹고 잠을 자는 것만큼 중요하고 필수적인 일이 되어야 합니다. 왜일까요?

---

6   선방 또는 선당과 같이 선을 수행하거나 배울 수 있는 곳.

사람들은 자신의 육체적 욕구를 충족시키는 데 많은 시간을 쓰면서도, 정작 정신적 필요성은 돌보지 않습니다. 몸을 소홀히 하면 건강을 잃고 조기 노화가 오며 쉽게 무너지게 됩니다. 이와 마찬가지로, 정신을 돌보지 않으면 정신적 효율이 떨어지고 해로운 영향과 습관에 노출되기 쉽습니다.

따라서 매주 명상 수업에 참여하거나 최소한 매일 명상 시간을 정하는 등 의식적인 결단을 통해 생활 속 수행의 규율을 세워야 합니다.

또한, 올바른 장소에서 명상하면 훨씬 더 나은 결과를 얻게 됩니다. 집에서 할 때와 달리, 우리는 선원에서 자세를 더 바르게 하는 경향이 있습니다. 저는 처음 시작했을 때, 산속 큰 나무가 있는 곳에서 명상하면 훨씬 더 잘된다는 것을 알게 되었습니다. 예를 들어, 거대한 세쿼이아 나무[7]가 있는 곳까지 한 시간을 걸어가곤 했습니다. 그곳에서 땅에서 솟아나는 강한 기의 흐름을 느낄 수 있었습니다.

---

7   미국 캘리포니아에 자라는 세계에서 가장 큰 나무.

이런 장소에서는 삼매에 들어가는 것이 훨씬 쉬워집니다!

저는 절에 가면 늘 명상할 수 있는 빈구석을 찾아 앉았습니다. 그런 식으로 얼마나 명상하기 좋은 곳인지 평가하곤 했습니다. 우리도 도량에서 부처님의 사리를 모신 뒤, 사람들은 사리 가까이 앉아 명상하면 더 집중이 잘된다고 말했습니다. 세쿼이아 나무처럼 부처님 사리도 아주 강한 기의 장(場)을 형성하여 우리의 기 흐름을 증강하기 때문입니다.

또한, 옆에 누가 앉아 있는가도 큰 차이를 만듭니다. 만약 옆 사람이 망상을 많이 한다면, 여러분도 집중하기 어려울 것입니다. 반대로, 그 사람이 망상을 내려놓고 집중할 수 있다면, 자연스럽게 명상 상태에 들어가기 쉬워집니다. 이를 '타인의 빛으로 이익을 얻는 것'이라 할 수 있습니다.

마지막으로, 정기적으로 명상 수업에 참여하는 습관을 들이면 수행에 매우 큰 도움이 됩니다. 중국에서는 옛날부터 명상가들이 훌륭한 스승을 찾기 위해 장거리 순례를 떠나는 전통이 있었습니다. 사람들은 수천 리를 걸으며, 비와 햇볕, 갈증과 배고픔을 견디면서 자신의 간절함과 감사함을 표현했습니다. 마침내 선사님께 도착하면, 땅에 무릎을 꿇고 합장한 채로 공경스럽게 지침을 청하곤 했습니다. 운이 좋으면 선사님께서 몇 마디 해주셨고, 그 후 구도자들은 곧바로 다시 돌아가는 길에 올랐습니다.

왜 그런 고생을 자처했을까요?

그 사람들은 뛰어난 스승에게 지도받는 것이 얼마나 중요한지 알고 있었기 때문입니다. 그 지침이 수행 중 만나는 문제와 장애를 극복해 줬기 때문입니다.

"한 자루 등불이 천 년 어둠을 몰아낸다."

는 말이 있듯이 말입니다.

그래서 우리는 학생들에게 좋은 스승, 곧 '눈 밝은 스승'의 지도 아래에서 수행하는 것이 최선이라고 권합니다. 여기서 '눈'이란 스승님이 우리의 문제를 알아보는 능력을 말하고, '밝음'이란 그 문제에 대한 해결책을 제시해 줄 수 있는 지혜를 뜻합니다.

5. 명상과 치유

기는 우리의 천연생명력으로 온몸을 흐릅니다. 일반적으로 기가 온몸을 한 바퀴 순환하는 데는 약 두 시간이 걸립니다. 기가 흐르는 곳에서는 혈액도 원활하게 흐릅니다. 반대로, 기의 흐름이 막히면 병이 생깁니다. 집중력이 향상되면 기의 흐름도 증가합니다. 집중을 강화한다는 것은 곧 건강을 개선하는 것과 같습니다. 즉, 명상 수행에서 진전을 이루면 건강 증진으로 이어집니다.

기 순환 모델을 좀 더 설명해 보겠습니다.

왜 우리가 말하는 선명상은 일반적인 명상과 달리 결가부좌 자세를 강하게 권할까요?

평좌 자세로 다리를 꼬고 앉아도, 무릎이 접힌 부위에서 혈액이 원활히 흐르기 어렵습니다. 반가부좌를 하면 순환은 더 힘들어지고, 결가부좌를 하면 심지어 더 많은 혈액 흐름이 제한됩니다. 혈액 순환이 원활하지 않으면 통증도 점점 증가합니다. 통증이 심해질수록 마음은 산란해집니다. 통증이 사라지기를 간절히 바라지만, 사라지지 않습니다. 괴로움이 커질수록 오히려 통증에 더 집중하게 됩니다.

바로 이것이 고대로부터 전해진 선의 비밀입니다.

오래 앉을수록 우리는 자연스럽게 더욱 집중하게 됩니다. 다리 통증은 단지 집중력을 강화하는 방편일 뿐입니다. 이제 이해되시나요?

앉는 시간을 조금씩 늘려 간다면, 집중력은 점차 강화됩니다. 그러니 곧 명상 수행에서도 진전하고 있겠죠? 우리 학생들이 꾸준하고 체계적인 수행 발전을 위해 기꺼이 치르는 대가가 바로 이것입니다.

이제 다시 이번 장의 주제인 치유로 돌아가 보겠습니다. 다리 통증이 심해질수록 우리는 그 통증에 더 집중하게 됩니다. 그러면 자연스럽게 문제 부위로 혈류가 더 많이 몰리게 됩니다. 통증이 정점에 이르면, 기의 흐름도 절정에 달합니다. 이때 돌파[8]가 일어나면서 통증은 줄어들다가 결국 사라지게 됩니다.

즉, 결가부좌 자세의 비밀은, 기의 흐름을 강화하여 기혈 순환 장애를 해소하려는 우리 몸이 가진 선천적인 능력을 끌어내는 데 있습니다.

기혈의 흐름이 강해져 막힌 부분을 밀고 나가면, 온몸의 기 흐름도 더욱 강해집니다. 그 결과 평소 막혀 있던 문제 부위가 뚫리면서 치유가 일어납니다.

기의 흐름을 자극하는 것은 동양 의학의 치유 원리이기도 합니다. 침술, 지압, 약초 등이 모두 그 원리에 기반합니다.

---

8 극심한 고비를 넘어서면, 다리를 풀지 않아도 막힌 기혈이 뚫리면서 다시 순환을 시작한다.

바른 방법으로 수행한다면, 선명상 한 번이 침술보다 더 낫다고 해도 과언이 아닙니다.

고통 없이는 얻는 것도 없습니다.
다리의 통증을 두려워하지 마십시오.
그 고통은 오히려 여러분에게 유익합니다.

단, 이러한 엄격한 수행은 반드시 적절한 지도 아래에서 시행되어야 합니다. 저는 수년간의 지도 경험을 통해, 제자들이 명상 수행에서 꾸준히 진전할 수 있도록 늘 격려해 왔습니다. 수행에서 한 단계 도약할 때마다, 신체적·정신적 건강이 눈에 띄게 향상된 사실을 수도 없이 보아왔습니다.

6. 고통 없이는 얻는 것도 없다

선칠은 명상 집중 수행으로, 가장 고된 선 수행법 중 하나입니다. 우리는 하루에 총 14차례, 한 시간씩 앉는 방식으로 하루 종일 좌선을 합니다. 그 과정에서 고통을 아주 친밀하게 알게 됩니다.

60대 남성이 있었습니다. 그는 이미 여러 저명한 스승들 아래에서 4년 동안 열심히 명상 수행을 해왔습니다. 그러나 문제를 겪을 때마다 뚜렷한 답변이나 도움을 받지 못해 여러 스승을 거쳤습니다.

해결책을 찾던 중 우연히 우리의 《선 지침서》[9]를 발견했고, 한번 시도해 보자는 마음으로 따라하기 시작했습니다. 얼마 지나지 않아 다양한 문제에 봉착했고, 우리에게 연락하여 해결책을 얻었습니다. 이에 매우 고무된 그는 우리가 여는 선칠에 한 달 내내 참여하기로 결심했습니다.

선칠에 참여하면 피할 수 없는 것이 하나 있습니다. 바로 다리, 발목, 골반 등에 오는 통증입니다. 그는 나에게 걱정과 두려움을 표했습니다. 나는 그에게 "올바른 지도 아래에서 선을 수행한다면, 다치는 것을 두려워할 필요가 없다."라고 말했습니다. 그는 인내심을 갖고 자정까지 계속된 심야 세션[10]을 제외한 대부분 시간 동안 앉아 있었습니다.

셋째 날, 통증이 극심해졌고, 통증 외에는 아무런 생각도 할 수 없었습니다. 하지만 결가부좌를 풀지 않았습니다. 고통이 절정에 이르렀을 때, 그의

---

9 미국에서 《The Chan Handbook I》, 국내에서 《영화스님의 선명상》으로 출간.
10 선칠 수행의 일과는 새벽 3시에 시작해서 자정에 마친다.

마음은 갑자기 텅 비어 삼매에 들어갔습니다. 삼매에서 나왔을 때, 통증은 사라진 상태였습니다. 나는 그에게 초선에 도달했음을 확인해 주었습니다. 기분이 어떠냐고 묻자, 그는 "너무 좋아서 눈물이 날 것 같아요!"라고 답했습니다. 평생 그렇게 기분이 좋았던 적이 없었다고 했습니다.

보셨죠? 고통 없이는 얻는 것도 없습니다. 참고로, 그는 삼매가 전혀 없던 상태에서 불과 3주 만에 삼선에 도달했습니다. 일단 선의 환희[11]를 체험하고 나면, 긴장도 훨씬 더 쉽게 풀 수 있고, 세속적, 감각적 쾌락에 대한 집착에서 훨씬 쉽게 벗어날 수 있습니다.

명상은 인내심도 길러줍니다. 늘 무언가를 하는 것에 익숙한 사람에게는, 아무것도 하지 않고 가만히 앉아 있으려면 상당한 인내가 요구됩니다. 우리는 외부 자극에 반응하도록 길들어 있기 때문에, 억지로 앉아서 아무것도 하지 않는 것은 상당히 어

---

11 선열(禪悅).

렵습니다.

특히, 명상에 익숙한 사람은 그만두고 싶은 충동에 저항하는 능력을 갖추게 됩니다. 즉 그만두고 일어나 다른 일을 하고 싶을 때 참아내는 능력입니다. 예를 들어, 선칠 동안 수행자들은 참을 수 없는 것을 참고, 할 수 없는 일을 해내는 법을 배웁니다.

수많은 어려움과 실패에도 불구하고 수행을 계속하면 자연스럽게 겸손해집니다. 실패를 거듭하면서도 실행하려는 노력을 통해 성공에 이를 수 있습니다.

베트남 속담에 이런 말이 있습니다.

"쇠붙이도 계속 갈면 결국 바늘이 된다."

마지막으로, 명상에서 꼭 통증을 겪어야 하는 것은 아닙니다. 통증이라는 방편을 사용하지 않아도 수행의 진전은 이룰 수 있습니다. 그러나 통증을 정면으로 마주하고자 한다면, 더 빠르고 체계적으로 진전을 이룰 수 있습니다.

더 중요한 것은, 고통에 대한 두려움과 혐오를

직면할 때, 결국 그 두려움을 없앨 기회가 생깁니다. 선명상은 사람을 두려움 없는 존재로 만들어줍니다. 세상 사람들이 함부로 대할 수 없는 사람이 되는 것입니다. 마치 죽음을 영광으로 여기며 두려워하지 않는 사무라이처럼 말입니다.

7. 그냥 지켜보세요

솔직히 인정합시다. 우리는 생각에 중독되어 있습니다. 잠에서 깨자마자 생각하기 시작하고, 하루 종일 멈추지 않고 생각합니다. 생각은 우리가 인지하는 것보다 훨씬 더 많은 에너지를 소모합니다! 더 안타까운 건, 생각을 멈추고 싶어도 멈출 수 없다는 점입니다.

다행히도 선명상은 이러한 생각을 멈출 수 있도록 도와주는 검증된 기술입니다. 맞습니다. 우리는 명상을 통해 모든 정신 활동을 멈출 수 있습니다.

중국에는 다음과 같은 말이 있습니다.

"오래 앉으면 선이 생긴다.$^{(久坐生禪)}$"

좌선은 마치 연못에 물이 잔잔해지는 것처럼 자연스러운 과정입니다. 충분히 기다리면 물결은 잔잔해지고, 연못물은 맑아집니다. 우리의 마음도 마찬가지입니다. 동요를 추가하지 않으면, 마음은 스스로 그 질주를 멈출 것입니다.

어떻게 하면 마음의 동요를 멈출 수 있을까요?

떠오르는 생각을 따라가지 않고 그냥 지켜보는 것입니다. 그 생각에 따라가거나 반응하지 않아야, 생각들이 힘을 얻지 않습니다. 예를 들어, 통증에 관한 생각이 떠오를 때, 우리는 자연스럽게 그 고통이 사라지기를 바라게 됩니다. 그러나 아플 때 그 고통을 받아들이고, 사라지기를 바라지 마십시오.

이것이 성숙한 반응이라 할 수 있습니다. 삶의 일부로 고통을 받아들이고 견디는 것이야말로 고통을 이겨내는 가장 좋은 방법입니다. 주의 깊게 살펴보면, 고통에 대해 두려움, 거부감, 걱정 등 아주 작은 반응조차도 우리가 오히려 그 생각에 반응하고 싶게 만듭니다. 예를 들어, 이대로 계속 앉아 있으면 다리가 아프기 시작합니다. 그러면 "이대로 계속 앉으면 다칠지도 몰라."라는 걱정이 뒤따르거나, "너무 지루해, 못 견디겠어. 차라리 TV 보는 게 낫겠어!"라는 생각이 올라올 수 있습니다.

이런 생각에 따라 행동하면, 명상할 때마다 이런 생각들이 매번 다시 떠오르게 될 것입니다. 왜냐하면 이런 끈질긴 생각들은 당신의 '인정'으로 인해 생명력을 얻게 되고, 더 좋은 곳으로 가버리지 않고, 계속 곁에 머물고 싶어 하기 때문입니다.

따라서 명상은 가만히 앉아서 생각이 올라오면 반응하지 않고 지켜보는 것을 배우는 일입니다. 두려움, 지루함, 걱정과 같은 부정적인 생각에 반응하지 않는 법을 배우십시오. 더 나아가 어떤 종류의 생각에도 반응하지 않도록 배워야 합니다. 반응하지 않으면, 생각은 더 빨리 사라집니다. 그렇게 해서 마음의 정신적 활동(mental processing)을 줄일 수 있습니다.

생각에 반응하는 것이 또 다른 생각을 일으킨다는 것을 알아차리십시오. 초대받지 않은 생각은 무시하면, 저절로 사라집니다. 아무것도 하지 않아도 됩니다. 이것이 바로 경제적이고, 절약이며, 지혜입니다!

중국에는 이런 아름다운 비유가 있습니다.

"선은 바늘 없는 낚시와 같다."

옛 조사 스님들은 때때로 호숫가에 앉아 낚싯대를 들고 계셨지만, 그 낚싯대에는 바늘이 달리지 않았습니다. 그들의 목적은 물고기를 잡는 것이 아니라, 물고기가 오고 가는 것을 지켜보는 것이었습니다.

이처럼 선명상은 생각을 지켜보는 것입니다. 어떤 생각이 올라오면, 그 생각은 너무 매력적이어서 반응하고 싶어질 수 있습니다. 하지만 반응하지 않으면, 마음은 스스로 맑아집니다. 그 속에서 자연스럽게 자신의 집착을 발견하게 됩니다. 이러한 생각들에 반응하지 않기 위해서는, 자기 스스로 그 집착들을 내려놓는 선택을 해야만 합니다. 집착을 내려놓는 것이 곧 지혜를 여는 길입니다. 오직 지켜보기만 하고 반응하지 않도록 자신을 훈련할 수 있다면, 진짜로 반응해야 할 순간에 훨씬 더 빠르게 반응할 수 있습니다.

그렇다면 무엇을 지켜보고, 무엇을 알아차려야 할까요? 바로 '자신에게 독이 되는 생각들'입니다. 불교에서는 이것을 삼독이라 부릅니다.

- **탐욕**(貪)
- **분노**(瞋)
- **어리석음**(癡)

8. 탐욕 조절

탐욕은 끝없는 욕망을 의미합니다. 우리는 현재 '욕계(欲界, Desire Realm)[12]'라고 불리는 세계에 살고 있습니다. 욕계의 특징은 다섯 가지 욕망인 색욕(성욕)·식욕·수면욕·재물욕·명예욕을 탐하는 데 있습니다.

이를 좀 더 세분화하면, 우리는 감각 자료[13]에 탐

---

12 불교의 삼계(욕계·색계·무색계) 가운데 하나로, 음식과 성욕 등 감각적 욕망에 지배되는 세계.
13 육진(六塵).

욕이 있습니다.

　　소리 : 음악 듣는 것을 좋아합니다.
　　냄새 : 좋은 향기를 좋아합니다.
　　맛 :　 맛있는 음식을 좋아합니다.
　　형상 : 아름다운 얼굴을 보는 것을 좋아합니다.
　　촉감 : 부드럽고 고운 것을 만지는 걸 좋아합니다.
　　생각 : 우리는 생각에 중독되어 있습니다.

　탐욕이란 만족할 줄 모르는 상태입니다. 우리는 탐하는 대상을 아무리 많이 가져도 만족하지 못합니다. 그래서 자신을 합리화하며 탐닉을 정당화하곤 합니다. 예를 들어, 더 나은 재정적 안정감을 위해 돈이 더 필요하다고 자신을 설득합니다. 그래서 더 열심히 일하게 되고, 그 결과 건강을 희생하게 됩니다. 몸은 혹사당하고 방치되어 병들게 됩니다.
　우리는 과도한 탐욕이 치러야 할 대가가 얼마나 큰지 잘 모릅니다. 심장마비가 찾아올 때쯤이면 이미 몸은 한계에 다다라 무리한 요구를 더 이상 감당할 수 없습니다.

중국에는 이런 말이 있습니다.

"태어날 때는 취한 듯하고, 죽을 때는 꿈 꾸는 듯하다."[14]

욕망을 탐닉하는 삶은 결코 진정한 행복으로 이어지지 않습니다. 행복은 물질을 축적하는 데서 오는 것이 아니라, 욕망을 줄이고 만족을 아는 데서 비롯됩니다.

그렇다면 이것이 선명상과 무슨 관계가 있을까요?

탐욕이 적을수록 명상 중에 생각도 덜 떠오르고, 망상도 줄어듭니다. 그리고 이어지는 또 하나의 대표적 생각의 유형은 성냄(瞋, Anger)입니다.

---

14 태어날 때와 죽을 때 의식이 또렷하지 않다는 뜻으로, 삶의 시작과 끝이 모두 불분명하고 덧없음을 비유.

9. 분노 다스리기

　　우리가 화를 내는 것은 원하는 것을 얻지 못했기 때문입니다. 화난 사람은 어쩔 수 없이 그 분노를 다른 사람에게 돌리며, 상대를 화풀이 대상으로 삼게 됩니다. 경험이 많은 명상가들은 화를 낼 때마다 단전에서 열기가 치솟는 걸 발견합니다. 아마 그래서 분노는 불이나 열기와 연루되나 봅니다. 분노는 맹렬하게 타오르는 불길과 같습니다.

　화난 사람은 먼저 자신을 안에서부터 불태웁니

다. 그 과정에서 기의 흐름이 왜곡되고, 막힘과 불균형이 생깁니다. 다시 말해, 그 분노의 불길을 남에게 쏘기도 전에, 이미 신체적으로 자기 자신부터 해치고 있는 셈입니다.

경험이 풍부한 명상가들은 누군가 자신에게 화를 낼 때, 몸이 뜨거워지는 것을 민감하게 알아차릴 수 있습니다. 화를 내는 것은 마치 누군가에게 영적 화염방사기를 겨누는 것과 같습니다. 불교에서는 이를 '죄를 짓는 일'이라고 말합니다. 타인에게 분노의 불길을 퍼부음으로써 나쁜 업을 짓는 것입니다.

불교에는 이런 말도 있습니다.

"천 년 쌓은 공덕도 한순간의 분노로 불태운다."

그래서 수행자들은 화내는 것을 삼가도록 배웁니다. 분노의 한 생각이 수많은 장애와 어려움의 문을 여는 법이기 때문입니다.

간단히 말해, 분노를 허용하고 방치하면 선정에 들어갈 수 없게 됩니다. 그래서 경험 많은 명상가들은 분노의 원인을 없애기 위해 적극적이고 집요하게 노력합니다. 분노는 가장 독한 독사나 치명적인 독약만큼이나 경계해야 할 존재입니다.

누군가에게 화를 내는 것은 드러나든, 감춰져 있든, 그 사람을 벌주는 것입니다. 그러므로 쉽게 화내는 학생들은 더 높은 단계로 나아가기 전에 분노를 정화할 충분한 시간을 가져야 합니다. 왜냐하면 명상 실력이 높아질수록 타인에게 더 큰 피해를 줄 위험도 커지기 때문입니다. 수행이 더 파괴적인 사람이 되도록 만드는 일부 원인이 될 수 있습니다.

그래서 경험 많은 수행자들은 다음과 같이 합니다.

화내는 것을 두려워합니다. 자기 자신에게도, 타인에게도 해롭기 때문입니다.

분노의 원인이나 이유를 뱀을 내던지듯 빠르게 제거하려고 애씁니다.

남을 탓하지 않습니다. 자신의 분노는 오직 자기 자신에게서 비롯된 것임을 알기 때문입니다. 다른

누구의 잘못도 아닙니다.

자신이 아무리 정당하다고 느끼더라도, 어떤 경우에도 해를 끼치지 않겠다고 결심합니다. 상대가 아무리 악하고 자신이 옳다고 해도, 결코 해를 가해서는 안 됩니다.

싸우거나 공격적으로 나서기보다는 패배를 인정하며 물러서는 쪽을 택합니다.

건설적인 방향으로 나아가겠다고 결심합니다. 선의 능력은 우리가 타인이 원하는 것을 이루도록 도우면서도, 나의 뜻을 타인에게 강요하지 않도록 힘과 지혜를 길러줍니다.

우리 모두에게서 자주 일어나는 세 번째 부류의 생각은 바로 어리석은 생각입니다.

10. 무명

어리석은 사람은 자신뿐 아니라 주변 사람들까지 해하는 데 능숙합니다. 그렇다면 우리는 어떻게 이런 사람들을 알아차리고, 적절한 거리를 유지할 수 있을까요?

이들은 보통 다음과 같은 경향이 있습니다.

통제하려 합니다.
남을 탓합니다.

자기 확신이 지나칩니다.
겸손하지 못 합니다.
진리에 대해 회의적인 태도를 보입니다.

이는 단지 일부 예일 뿐입니다.

사악한 사람들이야말로 우리 주변에서 가장 어리석은 사람인 걸 아시나요? 어리석은 이유는 인과의 보편적인 진리를 철저히 부정하기 때문입니다. 사악한 사람들은 보면 마치 내일이 없는 듯 파괴적인 행동을 서슴지 않습니다. 사실 그런 사람들에게는 내일이 없습니다. 왜냐하면 자신이 사는 세상을 스스로 파괴하길 좋아하기 때문입니다.

좀 더 미세한 차원에서 보면, 우리는 자신의 업장 때문에 어리석은 행동을 하게 됩니다. 예를 들어, 다른 사람을 일부러 혼란스럽게 만드는 일을 계속한다면, 우리도 미래에 혼란스러운 결과를 맞이하게 됩니다.

한 소년이 아버지와 함께 산에 갔습니다.

소년은 미끄러지면서 "우와!" 하고 외쳤습니다. 그러자 산이 "우와?" 하고 메아리쳤습니다. 놀란 소년은 "거기 누구야?" 하고 물었습니다. 산은 "거기 누구야?" 하고 되받아쳤습니다. 소년이 말했습니다. "겁쟁이야, 얼굴이나 보여 줘!" 산이 반복했습니다. "겁쟁이야, 얼굴이나 보여 줘!"

소년은 호기심에 가득 차 아버지를 바라보며 물었습니다.

"아빠, 이게 뭐예요?"

아버지가 말했습니다.

"그건 메아리란다. 인생도 그와 같단다. 내보낸 것이 다시 너에게 되돌아오는 것이지. 기쁨과 선한 일을 퍼뜨리면 기쁨을 경험하게 될 것이고, 소원도 이루어질 거야. 반대로 파괴적이고 반사회적으로 행동하면, 벌을 받고 사람들로부터 외면당하게 된단다."

원인에 따라, 결과도 바뀝니다. 어리석은 사람은 자신의 행위에 따른 결과를 쉽게 무시합니다. 그래서 자신의 행위에 따른 과보를 겪더라도, 그 이유를 이해시킬 길이 없습니다.

불교에는 이런 말이 있습니다.

"범부는 과보를 두려워하고, 지혜로운 이는 원인을 두려워한다."

마음이 탐욕과 성냄, 그리고 어리석은 생각에서 자유로울 때, 우리는 보다 쉽게 삼매에 들어갈 수 있습니다.

11. 삼매에 대하여 더 자세히

선명상의 목표는 자신을 훈련하여 집중력을 높이고 일심(一心, Single-mindedness)이 되는 것입니다.

어떤 사람이 물었습니다.

"일심이란 무엇입니까?"

저는 이렇게 답했습니다.

"두 마음, 세 마음, 네 마음… 열 마음, 여러 마음이 아닌 것입니다."

좌선할 때, 염불법을 사용할 수도 있습니다. '아

미타불'을 배꼽, 단전에 맞추어 염불하는 것입니다. 부처님의 명호를 단전에 맞추어 염불하면, 배꼽과 부처님의 명호 두 가지를 의식하는 것이니, 일심이 아니지 않냐고 반문할지도 모릅니다.

그렇지 않습니다. 부처님의 명호를 단전에 염불하는 것은 하나의 정신작용일 뿐입니다. 염불하면서 동시에 '단전을 찾아야지.' 하고 따로 상기하는 것이 아니기 때문입니다. 마치 친구에게 "안녕?" 하는 인사와 다르지 않습니다. 하나의 생각일 뿐입니다. 자리에 앉아 부처님의 명호를 염불하다 보면, 곧 '아프다.'라는 생각이 떠오릅니다. 이는 두 마음입니다. 이어서 다음과 같이 반응합니다. "아파, 저리 가! 넌 환영받지 못해." 그때는 세 마음입니다.

이해되시나요? 매번 반응할 때마다 일심에서 더 멀어집니다.

여러 마음을 경험하는 것은 자연스러운 일입니다. 그래서 선명상에서는 자신의 여러 마음을 알아차리고, 그 잡념들에 반응하지 않도록 배웁니다. 잡생각을 따라가고 있다는 것을 알아차리면 즉시 멈추어야 합니다. 멈추고 다시 부처님의 명호, 아미타불로 돌아가야 합니다. 빨리 알아차리고 반응하지 않을수록, 염불로 돌아가기 쉬워집니다. 다른 생각이 전혀 끼어들지 않게 오직 부처님 명호만을 마음속에 오래 유지할 수 있다면, 그것이 바로 일심입니다. 그리고 일심은 삼매에 들어가기 위한 필수 조건입니다.

**마음을 한 곳에 붙들어 둘 수 있다면,
이루지 못할 일이 없다.**

라는 말이 있습니다.

그래서 저는 종종 의아해합니다. 왜 운동선수들이 훈련 중 집중력을 기르는 데 더 많은 시간을 쓰지 않을까? 골프 선수들은 군중의 소음, 바람, 비, 다른 방해를 모두 무시하고 오직 스윙에만 집중할 수 있어야 좋은 성과를 냅니다.

뛰어난 운동선수가 선명상을 한다면, 다른 명상법을 쓰거나 아예 명상하지 않는 선수보다 훨씬 뛰어난 집중력을 얻을 수 있을 것입니다.

어쩌면 선명상이야말로 '챔피언의 아침 식사'이어야 합니다. 다시 말해, 아침에 일어나자마자 명상해야 한다는 뜻입니다. 제가 보기에는 아직 어떤 전문 운동선수도 색계를 넘어서는 삼매에 도달한 경우는 없었습니다. 그러니 분명 선명상이 경쟁자를 넘어설 수 있는 더 큰 기회를 줄 것입니다.

우리의 삼매는 선량함(善, goodness)을 바탕으로 세워집니다. 우리는 선명상에서 얻은 능력을 선한 일을 하는 데 쓰겠다고 결심합니다.

이것은 단순히 말만 그런 게 아닙니다. 명상 속에서 우리는 부정적이고 파괴적인 생각을 체계적으로 알아차립니다. 그 생각들에 반응하지 않음으로써 그런 생각들을 없앱니다. 대신 남아 있는 긍정적이고 건설적인 생각에 따라 행동합니다.

이러한 방법론은 '정정(正定, proper samadhi)', 곧 '바

른 집중'으로 이어집니다. 바른 집중은 자연스럽게 '바른 지혜', 곧 '진정한 지혜'를 낳습니다. 따라서 삼매에 들고 근본지$^{(根本智,\ \text{Inherent Wisdom})}$[15]를 드러내기 위해, 선 수행자는 분별을 덜 하기 위해 더욱 힘써야 합니다.

---

15 본래 지혜. 모든 중생이 태어날 때부터 갖추고 있는 지혜.

12. 분별심을 멈추세요

인간의 조건 중 하나는 우리가 사회에서 기능하기 위해 의식 즉 생각하는 마음에 의존한다는 점입니다. 의식은 좋고 나쁨, 안전과 위험, 바람직함과 바람직하지 않음 등을 분석하고 구별하는 역할을 합니다.

사회는 더 나은 판단과 선택을 하는 사람들에게 보상을 약속합니다. 더 잘 훈련받은 의식일수록 분별하는 능력이 뛰어납니다. 우리의 교육 체계는 의식을 날카롭게 만드는데 초점이 맞춰져 있습니다.

　불행히도 이 분석적인 마음은 나이가 들수록 점점 강해집니다. 더 많은 경험과 훈련을 통해 무장되어, 깨어 있는 매 순간 분별하게 됩니다. 그러니 마음은 결코 평화를 알지 못합니다. 우리는 더 많은 돈, 더 많은 사랑, 더 많은 것을 원하고, 손실을 피하려 하며, 불리함을 싫어하고, 두려움과 걱정에 사로잡힙니다. 이렇게 세상을 만들고 다스리는 법은 배우지만, 그 안에서 행복하게 사는 법은 배우지 못합니다.

　한술 더 떠, 불필요한 것들을 좇느라 에너지를 낭비합니다. 몸을 혹사하면 기력을 소모하게 되고 노화가 빨라집니다. 비디오 게임은 이런 에너지 낭비의 대표적인 예입니다.

　우리는 화려하고 요란한 것에 매혹됩니다. 욕망을 채우려는 과정에서 선하고 덕 있는 것은 과소평가하고, 성공적이고 허울뿐인 사람들을 롤모델로 삼습니다. 심지어 역사 속 인물들을 롤모델로 삼기도 합니다. 그러나 역사는 승자의 시각으로 기록됩니다. 패자의 희생은 역사에서 지워지기 때문에, 그 진실성을 온전히 신뢰할 수 없다는 사실은 깨닫지 못합니다.

삶은 일련의 수용과 거절의 연속처럼 보입니다. 우리의 믿음은 사실에 근거하기보다 내적·외적 압력에 의해 형성됩니다. 부처님은 이를 이상(二相, Duality)이라고 하셨습니다. 모든 것은 쌍으로 나타납니다. 선과 악, 강함과 약함, 흑과 백, 바람직함과 바람직하지 않음, 옳음과 그름 등이 쌍을 맞춰 나타납니다. 그래서 우리는 한쪽을 편들고 다른 쪽을 배척합니다.

분별이 장려되는 한, 생각은 계속 일어납니다. 그러나 선명상의 방식은 생각을 늘리는 것이 아니라 줄이는 것입니다.

인도의 지혜에 따르면, 사물에는 원래 좋고 나쁨이 없고, 생각이 그렇게 만드는 것이라고 합니다.

불안(佛眼)선사께서 말씀하셨습니다.

"한 번 이치를 따지기 시작하면, 선을 이해하기가 어렵다. 이치를 따지는 것을 멈춰야 선을 이해할 수 있다. 어떤 이는 이런 말을 듣고 '말할 것도 없고, 아무 이유도 없다.'고 하는데, 사실 그것이 바로 이치를 따지는 것이다!"

선에서는 의식적으로 사고하는 마음을 '망심(妄心, false mind)'[16]이라 부릅니다. 망심이라 하는 까닭은 망상을 만들어 내기 때문입니다. 명상할 때 우리의 이 망심이 탐·진·치 삼독에 대한 일만 가지 생각들을 일으킵니다.

망심은 다름 아닌, 늘 계산하며 쉬지 못하는 의식이 드러난 것에 불과합니다. 그렇게 분석하기 때문에, 우리는 번뇌합니다. 왜냐하면 늘 바람직한 것은 취하고, 바람직하지 않은 것은 피하기 때문입니다. 마음은 평화를 알지 못하고, 끊임없이 번뇌합니다. 이것이 불교에서 말하는 고(苦)입니다. 예를 들

---

16 있는 그대로 보지 못하고 뒤섞여 일어나는 마음.

어, 사람들이 흔히 말하는 행복은 사실 번뇌하는 상태일 뿐입니다. 새 차를 뽑으면 기쁘지만, 매장을 나서는 순간부터 감가상각에 대한 번뇌가 시작됩니다. 큰 급여 인상을 받아도, 곧 더 많은 인상을 받기 위해 더 열심히 일해야 한다는 압박이 따릅니다.

많은 이들은 나에게 사회에서 살아남거나 성공하려면 분별이 필요하다고 말합니다. 맞는 말입니다. 아이들에게는 선악을 구분하고, 술이나 마약을 하는 친구들과 어울리지 않도록 가르쳐야 합니다. 직장에서도 돈을 벌기 위해서는 분별이 필요합니다.

하지만 진짜 문제는, 분별을 멈추지 못한다는 점입니다. 직장에 앉아 있을 때는 우선 분별해야 합니다. 직장에서는 그것이 임무이기 때문입니다. 그러나 커피나 간식을 가지러 일어날 때라면 일 생각을 멈출 줄 알아야 합니다. 마음을 쉬게 하십시오. 편안히 이완하며 단전에 집중하고, 부처님의 명호나 진언을 염송하는 것입니다. 이렇게 하거나 걷기 명상하면, 자리에 돌아왔을 때 마음이 더 상쾌하고 예리해진 것을 알게 될 것입니다.

이런 방식으로 훈련하면 꼭 필요할 때, 예를 들어 일할 때만 분별심을 쓰고, 그렇지 않을 때는 멈출 수 있게 됩니다.

어떻게 분별심을 멈출 수 있을까요?

결심이 필요합니다. 분별심을 멈추는 것이 자신에게 유익하다는 것을 알고 반드시 멈추겠다고 다짐해야 합니다. 꼭 필요할 때만 생각하고, 나머지 시간에는 멈추는 훈련을 하십시오. 매일 선명상을 실천하면 탐·진·치로 인한 번뇌가 줄고, 마음이 덜 동요하며 하루 종일 더 평온해질 수 있습니다. 마지막으로 만족할 줄 알고 욕심을 줄임으로써 번뇌를 줄여야 합니다. 이것이 가능해지면, 여러분의 선명상 지도자가 분별심을 멈출 수 있는 더 높은 수준의 기법을 지도해 줄 수 있을 것입니다.

13. 분별이 멈추었을 때

성현^{(聖賢, sage)17}과 같은 지혜로운 이들은 생각하지 않고도 기능할 수 있습니다.

설명해 드리겠습니다.

생각이란 제6식의 정신적 처리 과정을 말합니다. 이것이 바로 분별심입니다. 선 훈련은 점차 마음의 활동을 줄여, 마치 수도꼭지를 틀었다 잠그듯 원할 때 켜고 끌 수 있는 단계까지 나아가게 합니

---

17 지혜와 덕을 갖추어 깨달음에 이른 성인이나 현자.

다. 궁극적으로 높은 단계의 선 수행자들은 의식, 곧 분별심의 작용을 멈출 수 있습니다. 그때 비로소 본래 지혜가 작동하기 시작합니다.

우리는 모두 올바른 일을 할 수 있게 해주는 본래 지혜를 타고났습니다. 이 본래 지혜는 여성들에게는 '직관'으로 나타납니다. 선 수행자들은 생각이나 인식 자료에 의존하지 않고도 '본능적으로' 이해할 수 있습니다.

그러나 제6식, 곧 우리의 의식이 작동하는 한, 이 본래 지혜는 의식에게 자리를 양보합니다. 이것이 지혜의 본성입니다. 싸워서 얻어내야 할 만큼 중요한 것은 없습니다. 그건 내가 옳고, 상대가 틀렸을 때도 마찬가지입니다.

삶이란 참 아이러니합니다. 지혜로운 자아는 어리석은 자아에 양보합니다. 어리석은 쪽은 모든 영광과 인정을 차지하고, 지혜로운 쪽은 드러나지 않고 인정받기를 피합니다.

게다가 분별심은 선형적이며 추론에 기반합니

다. 반면 본래 지혜는 다차원적입니다. 이상적인 세상이라면, 선형적으로 가기보다 본능적으로 해답을 아는 것이 훨씬 더 효과적이고 효율적일 것입니다. 그런 다음 분별심을 사용하여 그 해답을 다른 사람이나 자기 자신에게 정당화하고 확증하면 됩니다. 그래서 숙련된 수행자들은 먼저 모든 정보를 모은 뒤 명상합니다. 종종 더 나은 해결책이, 생각하지 않고도 자연스럽게 떠오릅니다.

제가 이런 말씀을 드리는 이유는 게으름을 조장하기 위함이 아닙니다. 또한 문제를 "해결하겠다."는 뚜렷한 목적을 가지고 명상하는 것도 적절하지 않습니다. 그렇게 하면 탐욕 속의 명상이 되며, 보통은 수준 이하의 해결책에 머무르고 맙니다.

선명상은 어떤 기대나 목적 없이 해야 합니다. 그래야 우리의 의식을 원할 때 멈출 수 있는 진정한 능력이 점차 길러집니다.

일단 구정 혹은 그 이상에 도달하면, 생각하는 마음을 멈출 수 있습니다. 그 단계에서는 본래 지혜가 드러나기 시작하며, 훨씬 더 신뢰할 만한 상태가 됩니다. 그전까지는 그저 운에 맡길 수밖에 없는 상태입니다.

14. 왜 선지식인가?

선에서는 선지식을 찾는 것이 중요하다고 강조합니다. 다시 말해, 명상 수행자들에게는 지혜롭고 훌륭한 스승을 직접 찾아가 지침을 구하도록 권장합니다. 전통적으로는, 막 출가한 스님들은 먼저 5년 동안 계율[18]을 배우도록 한 후 선지식을 찾아갈 수 있게 허락됩니다. 충분히 복을 쌓고 올바른 기초를 마련하여, 선지식에게서 가르침을 받

---
18 불교의 도덕적 규범으로, 수행자가 지켜야 할 행동 원칙.

을 준비가 될 수 있게 하기 위함입니다.

불행히도 오늘날에는 사미승[19]들이 이 훈련 과정을 서둘러 마치는 경우가 많아, 선지식 아래에서 훈련받는 것의 중요성을 제대로 배우지 못합니다.

지혜로운 스승 아래에서 수행할 수 있으려면 많은 복이 필요합니다. 유능한 스승은 우리가 저절로 진전할 수 있는 길을 닦아 줍니다. 그리고 우리를 인도하여 목적지에 안전하게 이를 수 있게 합니다. 분명 더 나은 길잡이를 만날수록 우리는 목표에 더 가까이 다가갈 수 있습니다. 그 과정에서 함정과 위험한 구역도 피하도록 도와줍니다. 실제로 매일 명상하는 습관은 뛰어난 문제 해결 능력을 길러 줍니다. 이는 진전을 이루는 데 필수입니다.

그러나 우리가 무지하기 때문에 지금의 상황에 머물러 있습니다. 우리가 왜 정체하고 있는지를 알아차리지 못하는 것입니다. 좋은 스승은 우리보다 더 지혜롭기에 우리가 어떤 장애에 가로막혀 있는

---

19 정식 승려가 되기 위하여 훈련 중인 예비 승려.

지 알아차리게 도와줍니다. 그들의 방법을 따르면 우리는 그 장애를 극복할 가능성이 훨씬 커집니다. 본질적으로, 선지식은 우리의 업장에 간섭합니다. 그 개입이 우리의 진전을 가속화할 수 있습니다.

선지식을 찾는 것 자체에 큰 복이 필요합니다. 하물며 그런 분의 지도 아래에서 수행하는 것은 더더욱 큰 복이 필요합니다. 분명히 말하자면, 명상에 능숙할수록 지혜롭고 경험 많은 스승의 지도를 받는 것이 더더욱 중요합니다. 그것은 마치 선명상의 전용도로를 더 빠른 속도로 달리는 것과 같습니다. 유능한 스승이 옆에 타고 함께 가며 피해야 할 함정을 짚어 준다면 훨씬 더 안전하고 효과적입니다.

선지식의 또 다른 중요한 역할은 우리의 수행 단계를 '인증'해 준다는 점입니다. 유능한 명상 지도자들은 원리에 정통하고, 명상 이론을 깊이 논할 수 있습니다. 그러나 선지식은 단지 이론에 밝은 것을 넘어서, 지금 수행자가 어디에 있는지 꿰뚫고 있으며, 어떻게 해야 더 높은 단계에 이를 수 있는지 바로 알아봅니다. 따라서 어떤 선승이 "지금 이런 단계에 도달했네요."라고 말해준다면, 그것은 여러분의 성취를 인증해 주는 호의임을 알아야 합니다.

참된 선지식은 결코 여러분의 시간을 허비하지 않습니다. 더 이상 도울 수 없을 때는, 다른 유능한 선지식을 소개해 줄 것입니다. 다시 말해, 선지식들 사이에는 서로를 아는 네트워크가 존재합니다. 만약 그 가운데 한 분을 만날 수 있다면, 그 자체로 큰 복입니다!

저는 자주 이렇게 말합니다. "선의 정수는 스승의 지도 아래에서 배우는 것이다." 이것은 여러분의 수준이 선지식의 수준에 의해 제한된다는 것을 의미합니다. 당연한 말 아닐까요? 이 존귀한 안내자들은 자신이 아는 길만큼만 우리를 데려갈 수 있습니다. 그러므로 진정한 선지식을 만났다면, 최선을 다해 그 인연을 붙잡으십시오.

15. 선지식을 알아보는 방법

솔직히 이 부분이 과연 얼마나 유용할지 잘 모르겠습니다. 제 개인적 경험이 그리 좋지 못했기 때문입니다. 저는 출가 초기 선지식을 알아보지 못해, 주로 조사들의 문헌을 되풀이해 곱씹으며 배우는 데 그쳤습니다.

일단 몇 가지 제안을 해보겠지만, 여러분과 내가 서로 분명히 이해해야 할 점이 있습니다. 저는 지금 제 한계를 넘어선 영역에 발을 들여놓고 있음을 인정합니다. 이 부분은 여전히 진행 중입니다. 스스로 확신이 없으니, 대신 돌아가신 제 스승님에 대해 말씀드리겠습니다.

선화상인은 이렇게 말씀하셨습니다.

**"선지식은 명예나 이익을 탐하지 않는다.
성적 욕망이나 돈에 관심이 없다."**

선지식은 오직 제자의 이익만을 염두에 두고, 결코 제자를 이용해 자신의 이득을 취하지 않습니다. 저는 스승님 곁에 잠시 머물 수 있었던 몇 번 되지 않는 짧은 순간 동안, 아주 평화롭고 행복했습니다.

그분의 제자들 모두가 말하길, 훌륭한 스승님은 매우 무아적이고 겸손하셨다고 합니다. 예를 들어, 제자들이 빨래를 해드리려 하면 절대로 허락하지 않으셨습니다. 절 안의 다른 사람들과 부딪히지 않으려고 새벽녘까지 기다리셨다가 세탁기를 사용하시곤 했습니다. 도시가스를 조금이라도 아끼기 위해 직접 옷을 널어 말리셨습니다.

본인이 하지 않을 일을 제자들에게 결코 시키지 않으셨습니다. 불교에서 몸소 본보기로 가르치는 전통과 일치합니다.

선화상인은 선명상에 관한 많은 책을 출간했습니다. 제가 보기에는 그분의 선에 대한 가르침과 훈련법이 지금껏 본 것 중 으뜸이라고 생각합니다.

그분의 제자들 가운데는 뛰어난 선사들이 많습니다. 때로는 제자들을 관찰하는 것이 스승의 지혜를 가늠하는 더 쉬운 방법이 되기도 합니다.

저는 이렇게 느낍니다. 제자들이 똑같이 무아적이고 지혜롭다면, 그 스승은 정말로 제자를 잘 길러낸 것입니다. 아시다시피, 선을 가르치려면 완전히 다른 기술들이 필요합니다. 많은 뛰어난 선 수행자들조차도 제자를 가르치는 법은 모르는 경우가 많습니다. 전통적으로 뛰어난 선사들은 선을 무료로 가르쳤습니다.

저는 진정으로 성취한 선 수행자라면, 스승에 대

한 감사와 존경에서 이 전통을 이어갈 것이라 믿습니다. 게다가 정말 선을 이해했다면, 어찌 선으로 이익을 취할 필요가 있겠습니까? 오히려 그 지식을 전하고 싶어 할 것입니다. 그래야 스승의 유산이 이어지기 때문입니다.

저는 조사들의 가르침을 보존하는 데 도움이 되기를 바라는 마음에서 선을 가르치고 있습니다. 선화상인은 대승불교의 마지막으로 알려진 조사입니다. 덧붙이자면, 불교에는 조사를 임명하는 제도가 있어서, 선대 조사가 후계자에게 조사의 상징인 가사를 물려줍니다. 저는 이것이 마음에서 마음으로 전해지는(心印) 법맥의 공식적인 방식이라고 믿습니다. 이는 은밀하게, 개인적으로 이루어집니다. 진정한 가르침은 한 지혜로운 스승에게서 또 다른 지혜로운 스승에게 전해집니다. 많은 스님이 이른바 전등식이나 법맥 계승 행사라 부르며 대중 앞에서 공개적으로 치르는 일들은, 본래 보여주기 위한 것이 아니었습니다.

저는 개인적으로 이런 공개 의식들을 달갑게 여기지 않습니다. 진실하지 않다고 느끼기 때문입니다. 진정한 조사라면 그런 쇼를 벌이지 않을 것입니다. 이렇게 견해를 밝히는 이유는, 일부 사람들이 스스로를 과시하여 조사라 칭하며 다른 사람의 호의를 사려 하기 때문입니다.

그러므로 이미 알려진 조사들의 가르침을 통해 배우는 것이 가장 안전하고 바람직합니다. 저는 여러분도 선화상인의 가르침을 공부하시기를 강력히 권장합니다.

중국 선의 본래 전통에 따르면, '진짜' 선사들은 깨달은 다른 선사들에 의해 증명되었습니다. 예를 들어, 선화상인은 선대 조사인 허운(虛雲)대사의 인증을 받으셨습니다.

솔직히 말씀드리자면, 저는 어떤 선사에게도 증명을 구한 적이 없습니다. 아마도 출가 초기에는 가르치고 싶은 마음이 전혀 없었기 때문일 것입니다. 저의 목적은 오직 명상뿐이었습니다. 선을 가르치기 시작한 것은, 출가 후 수년 뒤 명상하는 동안 선화상인께서 "네가 가르쳐야 한다."라고 말씀하셨기 때문입니다. 그래서 마지못해 가르치기 시작했습니다. 몇 년이 지나서야, 왜 그렇게 말씀하셨는지를 이해하였습니다. 다른 사람들에게 선을 가르치는 것이 제 자신의 이해를 넓히는 데 도움이 되었습니다.

여러분은 조사들의 가르침을 기준으로 삼아야 합니다. 저처럼 인가받지 않은 스승이 조사들의 가르침과 일치하지 않는 내용을 가르친다면, 그런 말은 걸러서 들으셔야 합니다.

진정한 지혜는 오직 하나이지, 둘이 아닙니다. 여러분도 이해하면, 똑같은 진리를 이해하게 됩니다. 새로운 선의 가르침을 만들 필요가 없습니다. 유능한 선사는 같은 지혜를 사용하되, 제자들이 더 잘 공감할 수 있는 다른 표현을 사용할 뿐입니다.

다시 말하지만, 진정으로 유능한 선사는 새로운 교리를 만들어 낼 필요가 없습니다. 이미 선 문헌

속에는 조사들이 다양한 근기를 지닌 사람들을 위해 고안한 수많은 기법이 담겨 있습니다. 저는 새로운 방법을 만들어 낼 필요를 느끼지 않습니다. 왜냐하면 조사들이 전해 준 방법만으로도 제자들이 꾸준히 훌륭한 성과를 거두고 있기 때문입니다.

다음 장에서는 선 스승들이 어떻게 가르치는지 이야기해 보겠습니다.

16. 선지식이 가르치는 방법

선을 가르치는 스승들이 있고, 또 다른 선 스승들도 있습니다.[20] 어떤 선 스승은 거친 말을 사용하고, 어떤 이는 친절한 말을 선호합니다. 여기 조주(趙州)선사의 글을 몇 가지 소개하고자 합니다. 그는 승려들을 훈련하는 법에 대해 이렇게 말했습니다.

---

20 선 스승들이 다 같지는 않다는 의미.

"속된 말로 승려들을 꾸짖거나 깎아내리지 말라. 비록 악하고 무능한 사람이라 할지라도, 아무 생각 없이 그를 멸시하거나 욕하지 말라. 애초에, 그가 아무리 나쁘다고 해도 네 명 이상의 승려가 모이면 그것은 승가(僧伽)이며, 국보와도 같은 귀한 보배이다. 그러므로 깊이 신뢰하고 존중해야 한다. 당신이 주지라 할지라도, 노승이라 할지라도, 스승이라 할지라도, 현자라 할지라도, 제자들의 행실이 어긋난다면 자비로운 마음, 어진 마음으로 가르치고 인도해야 한다. 그럴 때, 반드시 매를 들어야 할 자를 때리거나 꾸짖어야 할 자를 꾸짖더라도, 비방이나 멸시의 마음을 내서는 안 된다."

"나의 은사 거청(居清)선사가 천동사 주지로 계실 때, 승려들이 대중 선방에서 좌선 중에 졸면, 그는 슬리퍼로 그들을 치며 모욕적인 말로 꾸짖곤 했다. 그럼에도 불구하고 대중은 매를 맞는 것을 기뻐하며 오히려 그를 찬탄했다."

그는 설법 중에 이런 말을 한 적이 있습니다.

"나는 이미 나이가 많아 이제는 대중을 떠나야 마땅하다. 그러나 그대들의 망념을 깨뜨리고 도를 전하기 위해 지금 주지로서 일하고 있다. 때로는 꾸짖는 말을 하고, 지팡이로 때리기도 한다. 나는 이것이 몹시 두렵다. 하지만 바로 부처님을 대신하여 교단의 기준을 지켜내는 길이기도 하다. 대중이여, 부디 자비를 베풀어 이 점을 용서해 주기 바란다."

이 말을 듣고 대중은 모두 눈물을 흘렸습니다. 바로 이런 마음으로 대중을 다스리고 법을 펼쳐야 합니다. 주지와 노승이라는 이유로 대중을 자기 소유처럼 여기고 함부로 꾸짖는 것은 잘못입니다. 하물며, 자신이 그런 사람이 아님에도 남의 단점을 지적하고 허물을 비난하는 것은 더더욱 잘못입니다.

"매우 조심해야 한다. 다른 이의 잘못을 보았을

> 때, 그것이 잘못이라고 여기고 자비롭게 그를 인도하고자 한다면, 그를 성나게 하지 않도록 요령을 써서 마치 다른 이야기를 하는 것처럼 보여야 한다."

저는 원문을 직접 확인할 수 없기에, 존중하는 마음으로 이 번역이 비교적 정확하다고 가정하겠습니다.

제가 이 부분을 수업에서 언급했을 때, 사선(四禪, Fourth Dhyana)[21]에 있는 치과의사 제자가 이런 의견을 말했습니다.

"거친 말로 배워야 할 이들에게 친절한 말만으로는 효과가 없을 것 같습니다."

저도 그 말에 동의했습니다. 조금 더 설명해 드리겠습니다. 저는 조주선사의 접근법에 많은 부분 동의하지 않습니다. 예를 들어, "악한 승려들이 있는 승가도 국보로 여겨야 한다."는 말은 잘못이라고 생각합니다. 악이 있는 곳에 무슨 가치가 있겠습니까?

---

21 선정을 닦으며 단계적으로 거치는 여러 삼매 가운데 네 번째 단계. 초선·이선·삼선을 거쳐 이르는 색계의 최고 단계.

게다가 조주선사도, 그의 스승 거청선사도 지나치게 분별하는 것 같습니다. 지혜로운 스승이라면, 가르친다는 생각조차 없이 가르치며, 멸시나 연민의 마음조차 일으키지 말아야 합니다. 그들의 선호하는 방식이나, 가르침을 설명하는 방식은, 제자들이 어떻게 반응했는지에 근거하여 세운 것처럼 보입니다. 사실 더 중요한 것은 제자가 진전했는가입니다.

제가 보기에는, 스승의 첫 번째 의무는 제자가 진전하도록 돕는 것입니다. 제자들이 가르침에 대해 어떻게 느끼는지는 전혀 중요하지 않습니다. 다른 사람들이 나를 어떻게 보느냐는 더욱 중요하지 않습니다. 제 돌아가신 은사스님도 그렇게 가르치신 듯했습니다. 때로는 매우 엄격하셨고, 대중 앞에서 스님들을 꾸짖거나 창피를 주시기도 했습니다.

어느 날, 어떤 사람이 "어째서 항상 한 비구니에게만은 유독 다정하게 대하시냐?"라는 질문을 했습니다. 그녀는 몇 년 뒤 환속했습니다.

선화상인께서는 이렇게 말씀하셨습니다.

"나는 그녀가 가능한 한 오래 비구니로 남기를 바랐다. 언젠가는 환속할 것을 알았기에, 그 기간만큼은 최상의 기억을 갖게 해주고 싶었다."

또한 중국 선가오종 가운데 임제종을 세운 임제 선사는 거친 말과 고함으로 유명했습니다. 그 법맥에서 수많은 깨달은 선사들이 배출되었습니다.

반대로, 말을 거의 하지 않는 중국 선사들도 있었습니다. 임제종 계열의 한 유명한 선사는, 누군가 질문할 때마다 집게손가락을 공중에 치켜드는 것으로 유명했습니다. 어느 날, 한 중국의 고위 관리가 현명한 스님이 있다는 말을 듣고 찾아 나섰습니다. 그 승려는 걸식하며 떠돌아다녔기 때문에 찾기가 무척 어려웠습니다. 그 관리가 오랫동안 애써도 만나지 못했는데, 마침내 그의 정보원들이 그를 발견했습니다. 관리는 곧장 거리로 나가 스님을 붙잡으려 했습니다. 그는 흙길 위에서 스님께 절하고 무릎 꿇고 합장하며 법을 청했습니다.

"대덕이시여, 불교의 본질은 무엇입니까?"

떠돌이 승려는 아무 말 없이, 어깨에 메고 있던 자루를 내려놓았습니다. 그 관리는 즉시 이해했습니다.

"알겠습니다. 집착을 내려놓는 것이군요. 당신이 가진 모든 것을 내려놓듯이."

그는 다시 물었습니다.

"하지만 분명 더 높은 원리가 있지 않겠습니까?"

스님은 자루를 다시 짊어지고 떠나갔습니다.

그 관리는 공(空, emptiness)에 대해 크게 깨달음을 얻었고, 남은 생애를 불교 전파에 바쳤습니다.

보십시오, 선 스승은 제자가 아상에서 벗어날 수 있도록 어떤 방편이든 사용합니다. 스승은 아상이 그 패턴을 알아차리지 못하게 하여, 더 빠르게 아상을 벗겨냅니다. 일반적으로 평범한 스승들은 지식을 전수하지만, 그 지식은 새로운 집착을 만들어냅니다. 그런 가르침은 이론에 치중하고 구체성이 부족합니다. 반면, 선지식은 집착을 줄이고 문제 해결 능력을 길러주는 지혜를 전합니다. 그들의 지침은 간결하며, 제자가 실제로 해야 할 것을 전달

합니다. 그래서 그런 지침의 일부는 흔히 행동이나 질문의 형태를 띱니다.

그러므로 다음에 선 스승이 다른 사람을 가르치는 것을 본다면, 당신 또한 시험받고 있음을 기억하십시오. 만약 거기에 반응한다면 이미 그 시험에 떨어진 것입니다. 분별심을 제어하고, 아무 생각도 일으키지 마십시오.

제 돌아가신 은사스님께서 말씀하셨습니다.

모든 것은 네가 어떻게 하는지 시험하는 것이다. 잘못 선택하면, 처음부터 다시 시작해야 한다!

Everything is a test to see what you will do. If you choose wrong, then you have to start over again!

17. 선지식을 얻는 방법

선지식을 만나는 데에는 많은 복이 필요하므로, 우리는 모두 많은 복을 지어야 합니다. 불교 용어로 '복'은 '공덕'이라 합니다. 공$^{(功, Merit)}$은 다른 사람을 돕는 눈에 보이는 선행을 뜻합니다. 그러므로 길을 건너는 할머니를 돕는 것은 좋은 일입니다.

중국에는 이런 이야기가 있습니다. 한 남자가 길이 너무 엉망인 것을 보고, 혼자서 그 길을 고치기로 결심했습니다. 그는 평생 구덩이를 메우고 길을 고르게 다졌습니다. 그 덕분에 상인들은 수레를 고치는 일이 줄어들어 많은 시간을 절약할 수 있었습니다. 상인들은 감사한 마음으로 그에게 시주했고, 그는 덕분에 생계를 이어갈 수 있었습니다.

이처럼 이기심 없는 넉넉한 마음에서 비롯된 공이 더 좋은 공입니다. 덕$^{(德, Virtue)}$은 덕행을 말합니다. 그렇습니다. 덕행은 엄청난 복을 만들어 냅니다! 덕에는 몇 가지 측면이 있습니다.

첫째, 악을 행하지 마십시오. 아무리 사소하고 남들이 알지 못하는 일이라 해도, 악은 결코 행해서는 안 됩니다.

둘째, 선한 일만 행하십시오. 평생 선을 행한다고 결심하십시오. 위대한 선량함은 세월 속에서 쌓이는 여러 작은 선행에서 비롯됩니다.

셋째, 모두를 도우십시오. 자기 나라 사람만 돕고 다른 민족을 희생시켜서는 안 됩니다. 분별심을 줄이고, 마음을 열어 모두를 가족처럼 대하십시오. 남을 대할 때 자신이 대접받고 싶은 것과 똑같이, 그 이하로 대하지 마십시오.

  남들이 보기를 바라지 않고, 선을 행하는 것이 바로 덕입니다. 다시 말해, 선을 행하고 남을 돕더라도 생각하지 마십시오. 기회가 있을 때 그저 행하고, 곧 잊어버리십시오.

  한 제자가 질문했습니다. 그는 마트 주차장에서 종종 돈을 달라는 사람들을 만났다고 합니다. 보통 돈을 주는 대신 음식을 사주겠다고 제안했는데, 혹시 돈을 잘못 쓸까 걱정했기 때문입니다. 제자는 제게 이런 행동이 옳은지 물었습니다. 저는 대답했습니다.

  "그냥 1달러를 주고 가세요. 그에 대해 생각하지 말고. 아무에게도 말하지도 말고, 특히 묻지도 말아요!"

  공덕을 쌓아 우리 스스로 '가르침 받을 만한 그

릇'이 되는 것은 언제나 유익한 일입니다. 예를 들어, 다른 사람들이 선지식을 만날 수 있도록 도와주십시오. 선지식의 가르침이 널리 퍼지도록 도우십시오. 또는 돈이나 시간을 보시하십시오.

우리 절에서는 학생들에게 돈이나 도움을 청하지 않습니다. 이미 충분하기 때문입니다. 더 중요한 것은, 사람들이 부탁받지 않고도 스스로 마음에서 우러나와 공덕을 짓게 하는 것입니다. 그렇게 할 때 공덕은 훨씬 더 커집니다. 우리 또한 탐욕 없이, 시주받을 만한 덕을 갖춤으로써, 스스로 덕을 쌓고자 합니다.

올바른 태도를 기르는 것도 덕입니다. 스승뿐 아니라 모든 이에게 더욱 공경심을 가지십시오. 가르침을 받는 것에 대해 더욱 감사하십시오.

감사함에 대해 좀 더 말씀드리겠습니다. 선지식은 우리가 아상의 지배에서 벗어나도록 돕는 역할을 합니다. 그 과정에서 우리를 불쾌하게 하는 일이 반드시 따르게 됩니다. 나를 믿으십시오. 뛰어난 스승일수록 끊임없이 아상을 찌르고 괴롭혀서, 우리가 평정심을 유지하기 어렵게 만듭니다. 그러므로 스승이 거친 말을 하거나 대중 앞에서 우리를 부끄럽게 한다 해도 놀라지 마십시오. 뛰어난 스승일수록 이 세상에서 가장 오해받고 인정받지 못하는 사람들입니다.

유익한 말은 귀에 거슬리는 법입니다. 좋은 스승은 우리가 평소 기피하거나 하고 싶지 않은 일을 참고, 해내도록 요구합니다. 원망하거나 화내는 대신, 아상이 자극받아 추한 모습을 드러내고 있음을 알아차리십시오.

오랜 세월, 저는 많은 이들이 화를 내고 스승을 비난하며 헐뜯는 것을 보았습니다. 그들은 결국 훌륭한 스승을 떠나 그보다 못한 스승에게로 가버렸습니다.

제가 어떻게 아느냐고요? 지혜로운 스승들은 서로를 압니다. 만약 여러분이 스승님에게 충분히 감사할 줄 모른다면, 그만큼 훌륭한 다른 스승들도 여러분을 제자로 받아들이려 하지 않을 것입니다.

이 모든 것은 서구의 지혜나 관습과는 정반대입니다. 우리는 교육을 위해 수업료를 지불하는 것에 익숙하기 때문입니다. 그 관습은 기술을 배우려 할 때는 작동합니다. 그런 선생님들은 지식을 줄 수 있습니다. 그러나 우리의 교육 제도는 지혜를 전수하도록 설계되진 않았습니다.

지혜를 전하는 것은 바로 선지식이 하는 일입니다. 선지식은 우리가 지혜를 계발하도록 돕습니다. 다시 말하지만, 지혜는 습득하는 것이 아니라 계발되는 것입니다. 불교에서는 우리 모두 이미 본래 지혜를 갖추고 있다고 믿습니다. 우리는 단지 그것을 펼치는 법을 배워야 할 뿐입니다.

아마도 선사들이 결코 가르침에 대가를 받지 않았던 이유도 이것 때문일 것입니다. 참으로 덕스럽고 관대한 태도입니다. 결국 자기 안의 보물창고를 여는 일은 스스로 노력해야만 가능합니다. 그런데 어떻게 금전을 요구할 수 있겠습니까?

공덕을 쌓음으로써 우리는 선(禪)을 위해 사용할 수 있는 그릇, 곧 법기(法器, Dharma vessel)가 됩니다. 덕이 중요한 이유는, 귀하고 고귀한 법을 깨끗하지 않은 그릇에 담을 수 없기 때문입니다. 더 나아가, 공을 많이 쌓을수록 더 많은 법을 담을 수 있습니다.

그래서 저는 제자들에게 이렇게 말합니다.

"가르침 받을 걱정은 하지 마라. 그저 큰 공덕을 지어, 스스로 가르침을 받을 만한 사람이 되어라."

18. 이와 사 : 이치와 현상

우리는 집중력을 기르고 삼매에 들어가기 위해 명상합니다. 일단 삼매가 생겨야 지혜가 열리고, 그때 우리는 불교에서 이$^{(理, Noumenon)}$[22]라 부르는 원리를 이해하게 됩니다. 지혜로운 사람의 이해는 인과$^{(因果)}$의 보편적 법칙과 같은 이러한 원리와 일치합니다.

---

[22] 이(理)와 사(事, 현상) : '이'는 진리, 즉 공과 불성 등을 뜻하며, '사'는 그 진리가 드러난 구체적 현상이나 행위.

저의 초기 제자 중 한 명은 불교를 받아들이기 위해서는 더 많은 과학적 증거가 필요하다고 했습니다. 제가 대답했습니다.

"나는 당신을 불교로 개종시키려는 의도가 전혀 없습니다. 참된 불교인은 모든 것을 포용합니다. 세상이 전부 불교가 될 일도 없고, 전부 이슬람이 될 일도 없습니다. 그러니 지나치게 열정적으로 나의 신앙을 남에게 강요할 필요가 없습니다. 게다가 당신이 과학자라면, 인과법칙(因果法則)의 범위를 벗어나는 과학 원리를 하나라도 찾을 수 있었나요?"

이 때문에 선의 스승들은 보통 명상하는 법을 먼저 가르치고, 그다음 법문을 통해 교리를 설명합니다. 조사들의 말씀을 따르면, 여러분도 다음과 같은 이치와 상통하게 될 것입니다.

감정은 곧 고통입니다. 삶은 고통으로 가득 차 있습니다. 성현들은 우리의 존재를 이렇게 봅니다. 끊임없는 괴로움이 우리를 덮칩니다. 너무 비관적으로 들리나요? 전혀 그렇지 않습니다. 사실 그대로일 뿐입니다. 그렇다면 희망은 있습니까? 있습니다. 고통에서 깨어날 수 있다면, 고통을 없앨 좋은 기회가 있습니다. 그렇다면 좋은 감정들, 행복한 순간들은 어떨까요? 그것들도 고통일까요? 그렇습니다. 그것들은 '행복했던 시간'에 대한 갈망과 집착을 낳습니다. 결국 애착과 그리움이 불행의 씨앗을 심는 것입니다. 이제 알았으니, 선명상은 행복한 시간을 붙잡지 않고도 즐기는 법을 가르쳐줄 것입니다. 이런 즐거움은 애써 좋은 기분을 추구한다고 얻어지는 것이 아닙니다.

몸은 부정(不淨, impure)[23]**합니다.** 그래서 우리는 자주 씻고 청결을 유지해야 합니다. 여기서 전하고자 하는 메시지는, 우리가 몸에 얼마나 큰 집착을 하는지 자각하라는 것입니다. 향수를 뿌리고, 장신구와 좋은 옷으로 꾸미지만, 아무리 치장해도 몸은 결국

---

23 청정하지 않다는 의미.

늙고 무너집니다. 몸에 대한 우리의 자연스러운 집착을 자각할 수 있다면, 해결할 기회가 생깁니다.

마음은 무상(無常, impermanence)[24]**합니다.** 우리는 생각에 중독되어 있습니다. 생각은 깨어 있는 순간 내내 이어집니다. 우월한 사람은 더 많은 생각이나 더 많은 데이터를 처리하는 이들이 아닙니다. 오히려, 생각을 멈추고 외부 세계에서 오는 끊임없는 자극을 초월할 수 있는 이들입니다. 분별심을 귀히 여기지 않는 방법을 배우고, 외부 자극에 반응하지 않는 방법을 배움으로써, 당신도 그런 우월한 사람으로 성장할 수 있습니다.

아상은 없습니다(無我, no self). 자아는 환상일 뿐입니다. 모든 것은 외부 조건에 의해 일어나고, 그 조건이 사라지면 함께 사라지는 허망한 것입니다. 예

---

24 모든 것은 끊임없이 변하며 영원히 지속되는 것은 없다는 의미.

를 들어, 우리가 보통 '나'라고 여기는 것은 부모의 만남을 통해 생겨난 생명일 뿐이며, 수명이 다하면 끝납니다. 그 후 '나'는 다음 몸으로 옮겨가고, 윤회가 이어집니다. 자아가 허상임을 깨달으면, 불교에서 말하는 윤회의 고리를 끊을 기회가 생깁니다. 그때 비로소 열반에 이르게 됩니다. 열반에는 고통이 없고 오직 즐거움만 있습니다. 더러움이 없고, 청정하며, 영원하며, 참된 자아가 있습니다.

관심 있는 사람은 불교에 대하여 더 공부해서 연기(緣起), 진공(眞空), 묘유(妙有)와 같은 여러 교리에 대하여 배울 수 있습니다.

우선 이치, 즉 진리부터 배워야 합니다. 처음에는 단지 책으로 아는 지식에 불과하지만, 삼매의 힘이 늘어나면 이치에 대해 '깨어나게' 될 것입니다. 그때 타고난 본래 지혜가 열리기 시작합니다.

그리고 이어서, 이치가 드러나는 모습을 깨닫게 됩니다. 불교에서는 이를 '사'라고 부릅니다. 이때부터가 진짜 흥미롭습니다. 이제 세상 속으로 '들어가' 몸소 부딪히며 현상을 실전에서 다뤄야 합니다.

예를 들어, 이치상으로는 모든 중생에게 친절하고 자비로워야 한다는 것을 압니다(자비는 '이'에 속함.). 그래서 친척과 이웃에게 더 친절하고 자비롭게 대하려 애씁니다. 정말 싫어하는 사람을 만났을 때는 어떨까요? 바로 이것이 '사'를 완성하는 데 있어 가장 큰 도전입니다. 현상 즉 '사'를 완성해야만, '이'를 온전히 이해할 수 있습니다.

옛사람들은 "진정으로 이해한 자는 반드시 그에 따라 행한다."라고 했습니다. 선에서 중요한 것은 말이 아닙니다. 결국 중요한 것은 실제로 무엇을 하느냐입니다.

19. 선⁽善⁾

선한 사람은 잘못된 일을 하고 싶은 유혹이 찾아와도, 그런 유혹이 스스로 떠날 때까지 견뎌냅니다. 선한 사람은 다른 이를 돕지만 이를 대단한 일이라고 여기지 않습니다. 인정이나 보상을 위해 행동하지 않습니다. 대신 주변 사람들의 삶을 더 즐겁게 해 줍니다.

세계 모든 주요 종교에는 선⁽善, goodness⁾에 대한 분명한 정의가 있습니다. 우리는 선화상인께서 제자들에게 가르치신 여섯 원칙(六大宗旨)을 통해 선함과 예절에 대해서 살펴볼 수 있습니다.

싸우지 않기(不爭, No fighting) : 부처님께서는 말법시대가 다툼으로 가득할 것이라 예언하셨습니다. 사람들은 다투기를 좋아합니다. 특히 영리한 사람은 자신의 전투적인 성향을 '정의'라는 이름으로 합리화하기를 좋아합니다. 그들은 심지어 죽이기를 좋아합니다. 아무리 정당한 이유가 있더라도, 우리는 싸움을 삼가야 합니다. 그것이 곧 덕의 길이며, 지혜의 길입니다. 다시 말해, 업을 짓지 않는 길입니다. 만약 다른 이들이 악업 짓는 걸 좋아한다면, 결국 그 과보는 그들 스스로 감당해야 할 것입니다. 그런 이들은 자기 행위의 결과로 벌을 받을 것이고, 우리가 무엇을 할 필요는 없습니다. 받아들이기 어렵겠지만, 사람들이 불의와 끔찍한 시련을 겪는 것은 과거에 지은 업보의 결과일 때가 많습니다. 싸움에 끼어들지 않고 물러나는 것이 곧 덕입니다.

그냥 상대가 이기게 해주세요. 그들은 우리보다 그 승리가 더 절실하니까요.

탐내지 않기(不貪, No greed) : 우리는 무언가를 좋아하면, 더 많이 모으고 싶어 합니다. 물질을 비축하거나 외적인 것을 좇는 데 일생을 허비합니다. 그리고 결코 만족하지 못합니다. 이런 행동이 자학이 아닐까요? 그 결과 우리는 균형과 존엄을 잃고, 훔치는 것도 주저하지 않게 됩니다. 덕 있는 사람은 자기 안의 탐심을 경계합니다. 이런 사람들은 '꿰뚫어 보고 내려놓는 법'을 배웁니다. 겉보기에만 그럴싸한 화려함과 일시적인 번쩍임을 꿰뚫어 보고, 내려놓을 수 있다는 뜻입니다. 어떤 것도 그렇게 중요하지 않으니까요.

구하지 않기(不求, No seeking) : 성적 충동에 대한 이야기를 해보겠습니다. 우리는 끊임없이 성적 욕망을 탐닉합니다. 남녀 모두에게 해당합니다. 인류 역사

내내 우리의 성욕은 원하는 것을 얻도록 해주는 가장 강력한 큰 추진력 중 하나였습니다. 때로는 원칙을 저버리고 부도덕한 일을 하게 만듭니다. 그러나 우리가 성적 충동을 바르게 사용할 수만 있다면, 불가능한 일이 없을 것입니다. 덕 있는 사람은 성적 욕망을 탐닉하지 않습니다.

이기적이지 않기(不自私, No selfishness) : 이기적인 사람은 피곤한 존재입니다. 그들은 자신만을 위하기 때문에 함께 하기 어렵습니다. 이기적인 사람은 통제광(Control freak)입니다. "내 방식대로 하든지, 아니면 아예 꺼져라!"라는 식입니다. 부처님께서는 아상이 불행의 근원이라 하셨습니다. 그래서 우리는 비판받으면 방어하려고 하고, 위협받으면 숨기고, 문제를 일으키며, 험담하고 욕하기를 좋아합니다. 현대인의 모습과 닮지 않았나요? 덕 있는 사람은 무아(無我)적입니다.

자기 이익을 취하지 않기^(不自利, No self-benefiting) : 자기 자신만을 이롭게 하는 사람은 값싼 자극을 추구합니다. 담배를 피우고, 술을 마시고, 약물을 사용하는 등 그런 것들을 좋아합니다. 그들은 자기 탐닉을 즐깁니다. 자기 탐닉은 마음을 더욱 산만하게 만들고, 다른 다섯 가지 원칙을 위반하기 쉬운 상태로 만든다는 것을 깨닫지 못하게 합니다.

거짓말하지 않기^(不妄語, No lying) : 자기 안의 본래 지혜를 펼치고 싶다면 거짓말해서는 안 됩니다. 왜일까요? 지혜로운 사람은 진실하기 때문입니다. 만약 거짓말하거나, 은폐하는 성향이 있다면, 진정한 자아, 참된 본성^(眞性)을 발견할 수 없습니다.

이 여섯 가지 원칙을 지키면 덕을 갖춘 사람이 되며, 점점 더 지혜로워질 것입니다.

20. 지혜의 본성

인류의 역사 속에서 지혜로운 사람들은 겸손하고, 집착하지 않으며, 사심이 없고, 모두를 포용하며, 관대하고 자비롭고, 진실하고 정직하며 양보할 줄 알고, 자기 탐닉에 빠지지 않았습니다. 이러한 성품들은 우리의 본래 지혜가 드러나는 '사(事)'이며, 그 지혜는 '이(理)'와 완전히 통합니다.

일단 이해하게 되면, 본능적으로 무엇을 해야 할지를 알게 됩니다. 어떻게 실수를 피해야 할지도 알게 됩니다.

잘못을 저지르면 그에 따른 업보를 반드시 겪어야 합니다. 반대로 실수가 없다면, 자연스레 걱정 없이 안락할 수 있습니다. 그래야 진정한 행복이라 할 수 있습니다. 선 문헌의 기록처럼, 가장 높은 단계에 도달한 선 수행자들은 모두 이러한 경계를 증득했습니다.

성현의 참된 지혜에는 다음과 같은 네 가지 특징이 있습니다.

묘관찰지(妙觀察智, Wonderful Observing Wisdom) : 성현은 현상을 관찰하고 그것을 우리에게 어떻게 설명해야 할지 압니다. 예를 들어, 중국의 성현들이 《주역》, 중국 농업, 동양 의학, 풍수 등 훌륭한 가르침을 남긴 것이 예입니다.

성소작지(成所作智, Accomplishing What Must Be Done Wisdom) : 이 지혜를 가진 성현은 우리가 목표를 이루기 위해

서 무엇을 해야 하는지 정확히 압니다. 보통 사람들은 외부의 모습과 형상에 얽매여 분석하고 고민하는 데 얽매이지만, 성현은 생각하지 않고도 본능적으로 다음에 무엇을 해야 할지를 압니다.

평등성지^(平等性智, Equanimity Wisdom) : 성현은 차별하지 않습니다. 반대로 미혹한 사람들은 분별하는 데 능합니다. 아마도 그래서 평범한 사람에게 자비가 부족한 이유일지도 모릅니다.

대원경지^(大圓鏡智, Perfect Mirror Wisdom) : 성현은 오염과 번뇌에서 벗어나 있습니다. 단 하나의 악한 생각조차 할 수 없고, 하물며 그런 생각을 행동으로 옮기지도 않습니다.

우리 모두 성현의 것과 똑같은 지혜를 성취할 수 있습니다. 그 길로 들어서기 위해서는 우선 여섯 가지 원칙을 지키고, 빛을 안으로 돌려서 남의 허물을 보는 대신 오히려 자신의 잘못을 고치는 데 집중해야 합니다.

진정한 지혜는 오직 삼매가 증장되어야 접근할 수 있습니다.

그러므로 선명상 수행에 더욱 힘써야 합니다. 그렇게 한다면 더 빨리 그곳에 도달할 수 있습니다. 덧붙여, 대승의 조사들이 선 훈련을 강조한 이유도, 그것이 지혜를 가장 빠르게 여는 길이기 때문입니다.

21. 깨달음 : 점오와 돈오[25]

대승불교에서는 오직 깨달음을 얻은 이들만 성현이라 부릅니다.

선종에서는 깨달음을 '견성(見性)[26]'이라 합니다. 평범한 사람은 외부의 상으로 현혹되어 마음이 산란하기 때문에 본래부터 지닌 불성을 보지 못합니다.

깨달음은 점차적이거나 갑작스러울 수 있습니다.

---

25 점은 점차, 돈은 갑작스럽다는 뜻.
26 자신의 성품을 보다.

점오^(漸悟, Gradual Enlightenment)란 점차적으로 상승해 가는 것을 뜻합니다. 삼매의 한 단계에서 더 높은 단계로 도약할 때마다 지혜도 함께 증가합니다. 점오는 '작은 깨달음'이라고도 부를 수 있습니다.

돈오^(頓悟, Sudden Enlightenment)란 문턱을 넘어 자신의 불성을 보는 바로 그 순간을 말합니다. 그전까지는 아직 자신의 진정한 본성을 보지 못한 상태입니다.

깨달음의 순간, 자신의 불성, 즉 진리를 보게 됩니다. 이해하기 위해서는 그저 본래 타고난 능력을 드러내기만 하면 됩니다. 외부에서 새롭게 얻어야 할 것은 아무것도 없습니다! 이를 '근본지' 또는 '본래 지혜'라고 부릅니다.

선명상은 집착을 점차 내려놓을 수 있게 해 줍니다. 이것이 바로 점오입니다. 거짓되고 불필요하며, 쓸데없고 신기루 같은 것들을 알아차리고 모두 놓아버릴 수 있습니다. 사실 이런 집착들이 우리를 짓누르고 있습니다.

깨달음의 각 점진적 단계는 그에 상응하는 끊어내야 할 특정한 집착의 층위 혹은 무리가 있습니다. 이 과정은 전혀 이론적인 것이 아닙니다. 이건 사람마다, 단계마다, 경우마다 달라서 책으로는 설명할 수가 없습니다. 책에서 얻는 지식은 일반론일 뿐입니다. 점오의 과정은 실질적인 지식이 필요합니다. 실질적인 문제를 해결할 수 있는 능력을 요구합니다.

대부분 스승들은 여러분이 어느 수준에 있는지, 또 도약하기 위해 어떤 단계를 거쳐야 하는지 알아보지 못합니다. 그래서 진정한 선지식에게 도움을 받는 것이 훨씬 효율적입니다.

저는 점오라는 개념을 좋아합니다. 왜냐하면 점오는 끝내 산 정상에 도달하기 위해 우리가 반드시 거쳐야 하는 여정을 나타내기 때문입니다. 정상에 이르면 그것이 곧 돈오입니다. 그 순간 우리는 모든 것을 볼 수 있고, 모든 것을 알게 됩니다. 이 길에는 끈기와 고된 노력이 필요합니다. 정상에 도달하기 직전이 가장 힘들고, 가장 어렵고, 가장 불가능해 보입니다.

선 문헌에서는 이것을 "백 척 장대 위에 올라 마지막으로 허공에 내디디는 것"에 비유합니다. 그것이 궁극적인 신심(信心, faith)의 도약입니다. 스승의 지침을 믿는 이들은 반드시 성공할 것입니다.

저의 제자 중 한 명은 근사체험[27]을 한 적이 있습니다. 사실상 죽었다가 소생했습니다. 그 후 그는 돈, 집, 차, 명예, 가족 등 외부적인 것들에 대한 모든 집착을 단번에 버렸습니다.

깨달음의 본질도 이와 같습니다. 깨닫게 되면 어떤 것에도 집착이 남지 않습니다. 특히 자신이 알고 있다고 여기는 것에도 집착하지 않게 됩니다. 이것이 바로 선의 궁극적인 추구이며, 궁극적인 정복인 이유입니다. 혼미함의 산을 기어올라 마침내

---

27 죽음에 가까운 체험.

궁극의 진리[28]를 보게 됩니다.

이제 방향을 조금 바꾸어, 선명상이 사람들과 사회에 어떻게 이로울 수 있는지 이야기해 보겠습니다. 선 수행은 한 걸음 물러서서 군중 심리에 따르지 않는 것도 포함합니다. 새로운 한계를 넘어서려는 사람들에게 매우 유익합니다. 여기에는 예술가뿐 아니라 발명가와 기업가도 포함됩니다. 또한 자기 일을 창의적으로 수행해야 하는 모든 이들—의학 연구자, 천체 물리학자, 의사, 교사, 엔지니어 등—이 해당합니다.

창의적 사고는 단순노동에 종사하는 사람들뿐만 아니라, 노인이나 아이들을 돌보는 이들에게도 도움이 될 수 있습니다.

즉, 각계각층의 사람들이 새로운 사고방식에 마음을 열면, 자신은 물론 다른 이들에게도 이익을 줄 수 있습니다.

---

28 진제(眞諦).

22. 선과 창의력

일본의 '젠' 문화가 선의 정신적 구현이라는 점은 부정할 수 없는 사실입니다.

일본 예술이 서양에서 높이 평가받는 이유는 그 단순함, 균형 잡힌 구성, 그리고 미학 때문입니다. 이런 젠 문화와 아트는 분명 우리를 얽매이는 사소함이나 근시안적 사고의 안개를 꿰뚫는 영감과 명료함 덕분일 것입니다.

이렇듯 선이야말로 창의력을 발휘하는 데 도움

이 됩니다.

중국의 목수 칭씨 이야기에 잘 드러납니다. 그의 작품이 너무도 빼어나서, 노나라 왕자가 그를 불러 이렇게 물었습니다.

"그대가 만든 것은 너무 완벽하여 사람이 한 일이라 믿기 어렵다. 하늘의 도움을 받는 것이 아니냐?"

소박한 목수는 이렇게 대답했습니다.

"소인은 큰 장롱이나 질 높은 함을 만들려면, 먼저 이틀 동안 세속에서 물러납니다. 그 시간이 지나면, 저는 더 이상 지위, 신분, 재산 따위에 대해 의식하지 않게 됩니다. 손님이 누구든, 저는 오직 그 한 사람을 위해 만들 뿐입니다. 더는 외양을 보지 않습니다. 위대한 귀족이 주문했다고 해서 더 나은 함을 만들어야 한다는 강박도 느끼지 않습니다.

그런 다음 이틀 동안 몸과 마음을 쉬며 명상합니다. 그러면 잘되든 못되든 상관없다는 결론에 이르게 됩니다. 제 작품이 부족할까 두려워하지도 않고,

뛰어나기를 바라지도 않습니다. 칭찬이나 비난에도 관심을 모두 잃습니다.

그런 다음 다시 이틀 동안 명상합니다. 그때는 더 이상 저 자신을 의식하지 않습니다. 제가 존재하든 말든 개의치 않게 됩니다. 본래 사사로운 걱정에 사로잡혀 있던 마음이 그런 걱정에서 벗어납니다. 그때는 몸이 있다는 것도, 손발이 있다는 것도 모릅니다. 모든 것이 아주 고요해집니다[삼매에 들어갑니다].

그때 저는 만들고자 하는 것을 마음속에 그리기 시작합니다. 오직 마음속 형상과 대상만 남을 때까지 멈추지 않습니다[가치와의 내적 합일].

그 후 숲이나 재료가 있는 곳에 갑니다. 그 작품이 어떤 형체 안에서 보일 때까지 이리저리 거닙니다[이미 그 속에 작품이 있습니다].

어떤 나무를 보고는 '이 안에 내가 만들 함이 있네.'라고 할 수도 있고, 또 대나무를 보고 '저기 내 병풍이 있구나.'하고 혼잣말을 할 수도 있습니다.

저는 그저 나무 안에 이미 들어 있는 상자를 꺼내 밖으로 드러내기로 결심합니다. 그리고 모든 재료와 함께 조용히 앉아서, 하늘이 그 함을 만들게 내맡깁니다[작업 중에도 삼매 속에 있습니다].

하늘이 상자를 만들면, 이음매가 완벽합니다. 사람이 만들면 '이 이음매가 저것보다 낫다.'거나, '좋은 이음매를 만들어야 한다.'거나, '구매자가 마음에 들어 할까?' 하고 생각하기 때문에 완벽할 수 없습니다.

이처럼 만물은 무(無)에서 나옵니다. 저는 오직 하늘이 상자를 만들었다는 사실에만 관심이 있습니다. 그리고 하늘이 만든 그 상자에 하늘이 기뻐하시기를 바랄 뿐입니다. 만약 제가 이 모든 과정을 다행히 잘 마친다면, 그 상자를 본 왕자께서 '그대는 신의 도움을 받았는가?' 하고 물을 것입니다."

목수 칭씨의 작품은 삼매에 들어 있을 때 창조되었기 때문에 신성한 것으로 여겨졌습니다. 그가 창작을 시작할 때 가장 먼저 한 일은 '세상에서 물러나는 것'이었습니다. 우선 세속적 근심에서 벗어나야 했습니다. 다른 이들의 기대뿐 아니라 자신의 기대에서도 자유로워져야 했습니다.

이것은 선으로 가장 잘 실현될 수 있습니다. 숙련된 선 수행자는 내면으로 들어가 언제든 외부 세계와 단절할 수 있습니다. 중급 단계의 선 수행자라도 삼매에 비교적 자주, 또 상당히 긴 시간 동안 들어갈 수 있습니다.

몇몇 예술가들을 관찰해 보면, 많은 뛰어난 예술가들이 전형적으로 가난에 기대어 삽니다. 가난하고 뒷받침이 부족하면, 자연스럽게 욕망과 근심도 줄어듭니다. 어떤 사람들은 내부의 압박을 줄이기 위해 술, 약물, 섹스와 같은 보조 수단을 사용하기도 합니다. 그들의 창작 과정에서 매우 중요한 요소, 어쩌면 핵심 요소는 바로 고통과 절망의 존재입니다. 그로 인해 예술가들은 일상적이고 평범한 것들에서 벗어날 수 있게 됩니다.

목수 칭씨는 창작 과정을 시작할 때 자신의 본능

에 의지했습니다. 재료를 바라보며 그것을 '인식'했습니다. 충분한 재료가 모이면 '형태'를 보았습니다. 그는 의식적인 사고보다는 완성품에 대한 비전에 이끌렸습니다. 따라서 연구나 창의적 작업에서 새로운 지평을 열어보고 싶다면, 선명상의 기술을 연마하는 것을 고려해 봐야 합니다.

 기억하십시오. 삼매는 일종의 황홀경에 비유될 수 있는데, 이때 우리의 식$^{(consciousness)}$이 '상승하여 더 높은 차원의 의식 세계, 불교에서 말하는 천상으로 나아가게 한다고 말할 수 있습니다. 따라서 삼매에 있는 동안, 그런 세상에서 나온 비전에서 창조하는 것입니다. 그러니 그건 '천상의 비전'을 본다고 표현해도 과장이 아닙니다.

23. 수행 체험담[29]

선명상은 또 다른 여러 불가사의한 이로움을 가져옵니다. 이 장에서는 그 가운데 몇 가지를 살펴보겠습니다. 우리 제자들이 선명상을 통해 얻은 이익과 체험을 나눠보겠습니다.

---

29 이 사례들은 개인의 경험으로, 치료나 약물 사용과 같은 의학적 결정은 반드시 담당 의사와 상의해야 합니다.

다리 통증

비구니 S 스님은 만성적인 다리 통증을 앓고 있었지만, 의사들은 아무런 치료 방법을 찾아내지 못했습니다. 그 스님이 소승 명상법을 지도하고 있었기에, 저는 스님에게 우리의 《선 지침서》를 건네주었습니다. 스님은 결가부좌의 효용에 관심을 두고, 아마도 학생들에게도 가르쳐주고 싶었던 마음에서 진지하게 선 훈련을 시작했던 것 같습니다.

어느 날 스님은 나에게 전화해서 자신의 경험을 말해주었습니다. 평소처럼 다리가 아팠는데, 결가부좌 훈련을 통해 점차 앉는 시간을 늘려 가면서, 이 자세가 다리의 통증을 줄이는 데 효과가 있다는 사실을 발견했다는 것입니다. 저는 스님이 더 오래 앉도록 격려했고, 오래 앉을수록 다리 통증이 더 줄 거라고 말해줬습니다.

C 여사는 거의 걷기 힘든 상태였습니다. 그녀는 늘 우리가 하는 염불 법회에 참석했는데, 사람들이 법당을 돌며 염불하는 동안에도 의자에 앉아 있었

습니다. 그러던 그녀가 일주일간 선칠 수행에 참여하기로 결심했습니다. 강도 높은 명상 일정이 있다는 걸 알았기 때문에, 그 결심은 진정한 신심의 도약이었습니다. 처음에는 의자에 앉아 명상했지만, 한 시간 좌선하고 나면 법당 안을 훨씬 쉽게 걸을 수 있다는 것을 알게 되었습니다. 그녀는 점차 좌선 횟수를 늘려 갔고, 넷째 날에는 다리 통증이 사라졌습니다. 저는 그녀가 이선에 들어가 무척 행복해하는 모습을 보았습니다. 사실 그녀는 선 수행자가 아니라 정토 수행자였습니다. 그녀는 "평생 그렇게 좋은 느낌을 받아본 적이 없다."라고 말했습니다.

이 두 분은 모두 60대 중반 이상이었습니다.

R 여사는 70대 후반입니다. 두통을 없애기 위해 명상을 시작했습니다. 20년간 명상을 해오다가 우리 도량에 오게 되었는데, 곧 자신이 명상에 대해 거의 아는 것이 없다는 사실을 깨달았습니다. 저는 그녀에게 매일 2시간씩 수행하라고 권했습니다. 5

년간 혹독한 정진 끝에, 어린 시절부터 평생 앓던 다리 통증이 사라졌습니다.

허리 통증

토요일마다 선명상반에 오던 한국인 신사분이 있었습니다. P 씨는 예전부터 명상을 좋아했지만 별다른 결실은 없었습니다. 우리 일정은 보통 한 시간 좌선하고, 이어서 또 한 시간 선에 대해 의논하는 방식이었습니다. 어느 날 아침, 내가 실수로 타이머를 한 시간 대신 두 시간으로 맞춰놓았습니다. 모두들 정말 잘 버텨주었습니다. 많이 아팠을 텐데도 아무도 불평하지 않았습니다. 사람들이 우리 모토 "불평하지 말고 그냥 견뎌라!"를 조금은 이해하고 있었던 것 같습니다. 두 시간 후 우리는 제 실수를 두고 다 함께 웃었습니다. 그때 P 씨가 말하길, 매우 아프기는 했지만, 덕분에 오랫동안 괴로웠던 허리 통증이 사라졌다고 했습니다.

P 씨가 처음 왔을 때 제가 한 말을 입증하는 것

이기도 했습니다. 결가부좌로 앉으면 허리 통증은 빠르게 해결할 수 있다는 점입니다.

발목 수술[30]

B 씨는 수년간 기공을 수련해 왔습니다. 그는 스포츠 하길 좋아했지만, 발목이 상했습니다. 그가 몇 달 동안 우리 선명상반에 참가했을 때, 마침 발목 수술을 받아야 했습니다. 의사는 발목에 무리가 간다며 결가부좌 자세로 앉는 것을 중단하라고 권했습니다. 하지만 나는 동의하지 않았습니다. 오히려 계속 결가부좌로 앉아야 발목이 더 빨리 회복된다고 말해주었습니다. 그는 나를 믿었고 의사의 조언을 따르지 않았습니다. 몇 달 후, 그는 자기 발목이 완전히 회복되었다고 말했습니다.

---

30 이 사례는 지도 법사에게 직접 지도받은 경우이며, 일반적으로 반드시 의사의 조언을 따라야 합니다.

스트레스 감소

D 씨는 우리 선명상반이 동네에서 거의 유일한 수업이라는 이유로 오기 시작했습니다. 그는 선명상이 스트레스를 빠르게 낮춰줘서 좋다고 했습니다. 그리고 주말마다 석 달간 우리 선명상반에 참가한 끝에 초선에 들어갔습니다. 그는 일상에서 스트레스를 극적으로 줄이는 법을 배워서 매우 기쁘다고 말했습니다.

S 씨는 성격이 매우 쎈 사람이었습니다. 그녀는 로스앤젤레스로 이사 오기 전까지 3년 동안 유명한 불교 명상 단체에 꾸준히 따라다녔습니다. 이후 우리를 만나 선명상을 하기 시작했습니다. 그녀는 나중에 제게 고백하기를, 지난 몇 년간의 명상 수행보다 선을 시작한 후 스트레스가 훨씬 더 줄었다고 했습니다.

말더듬증

내게는 전문 엔지니어 제자가 한 명 있었습니다.

W 씨는 스트레스를 다스리기 위해 5년 동안 요가를 했습니다. 그러다 우리를 찾아와 명상을 시작했습니다. 몇 달이 지나자 요가보다 선명상이 스트레스를 줄이는 데 더 효과적이라는 것을 발견했습니다. 그는 스트레스를 받으면 말을 더듬곤 했습니다. 그러나 2년간 선을 꾸준히 수행한 끝에 무색계에 도달했고, 말더듬이는 완전히 사라졌습니다.

식욕 조절과 축농증

J 씨는 치과의사입니다. 그는 먹는 것을 좋아해 과체중이었습니다. 그는 선명상반에 오는 것을 좋아하지 않았고, 가끔 경전 강의에만 참석했습니다. 다만 기회가 될 때는 명상을 하곤 했습니다. 그는 평좌로 앉아 색계$^{(色界)}$의 삼매에 들 수 있었고, 명상이 충동을 줄이는 데 도움 되었다고 말했습니다. 또한 비가 오면 축농증 증상이 심해지곤 했는데, 명상을 통해 코막힘을 없앨 수 있었다고 말했습니다.

통증 조절

S 씨는 몇 차례 큰 수술을 받아야 했습니다. 수술 후 그녀는 진통제를 복용할 필요가 없다는 것을 발견했습니다. 통증이 있을 때면 명상으로 삼매에 들어갔고, 그렇게 해서 약에 의존하지 않고도 통증을 조절할 수 있었습니다. 그녀가 들어간 것은 색계 삼매였습니다.

소화

R 씨는 우리 사찰에서 인테리어 일을 맡아온 사람이었습니다. 그는 30년 동안 소화 장애로 고생했습니다. 60대 초반이었고, 영적인 일에는 관심이 없었습니다. 내가 더는 몸을 혹사해서는 안 된다고 하자 선명상을 하기 시작했습니다. 그는 몇 년 전 심장 수술을 받은 적이 있었기에, 다음 수술에는 목숨을 잃거나, 더 나쁜 경우 병상에 눕게 되어 가족에게 짐이 될 수 있다고 강하게 말했습니다. 그래서 매일 밤 평좌 자세로 명상했습니다.

다만 오랜 시간 앉아 있을 수 있는 것은 절에 있을 때뿐이었습니다. 몇 달간 명상한 뒤, 그의 소화 문제는 사라졌습니다. 축농증 문제와 가려움증도 크게 줄었습니다. 그는 심지어 삼선에 도달했고, 훨씬 적은 시간으로도 더 많은 일을 해낼 수 있다고 말했습니다. 삼매의 단계가 높아질수록 마음은 더욱 빨라지고 명확해집니다.

청력 향상

M 씨는 선을 믿지 않았습니다. 그저 호기심에 일주일 동안 선칠에 참여했을 뿐이었습니다. 고된 일정에도 개의치 않았고, 그 결과 많은 이로움을 얻었습니다. 그중 하나는 청력의 향상입니다. 그녀와 함께 온 가족들은 늘 그렇듯 법당에서 그녀의 청력 문제를 두고 놀렸습니다. 몇 미터 떨어진 자리에서 '귀머거리'라며 웃고 있었습니다. 그런데 그녀가 "그 말 들었어요."라고 말하자 모두 깜짝 놀랐습니다.

또 다른 연세 많은 여성분도 청력이 점점 나빠지고 있었는데, 절에 자주 다니기 시작한 후 청력이 극적으로 좋아졌습니다.

축농증과 만성 팔 통증

T 씨는 60대 후반으로 평생 명상을 했습니다. 2008년에 심장 수술을 받았고, 이후 수년간은 삼선에 머물러 있었습니다. 그런데 2013년 당시 몇 달 동안 우리가 지도하는 선명상을 본격적으로 시작했습니다. 일주일간 선칠에 참여했고, 단 이틀 만에 사선에 도달했습니다. 심장약 부작용으로 축농증이 생겼는데, 의사는 평생 그 증상을 안고 살아야 한다고 말했습니다. 놀랍게도 선칠 동안 축농증 증상이 사라졌습니다. 다만 집으로 돌아가서 며칠 뒤 다시 나타났지만, 반년 후 또다시 선칠에 동참한 뒤에는 완전히 사라졌습니다.

그는 또한 과거 작업을 하다 부상을 당해 만성 팔 통증을 겪었다고 했습니다. 세 달간의 물리치료가 효과가 없자 의사들은 서양의학으로는 고칠 수 없다고 하며 침술을 권했습니다. 석 달 동안의 침 치료 역시 효과가 없었습니다. 그런데 일주일간 선 칠에 참여한 뒤 팔은 완전히 회복되었습니다.

양극성 장애

T 씨는 대학 시절부터 양극성 장애를 앓아 왔습니다. 때로는 증상이 매우 심해지기도 했습니다. 그러던 중 명상이 큰 도움이 된다는 사실을 발견했습니다. 명상은 그에게 중심을 잡아주는 역할을 했습니다. 실제로 명상은 자각 능력을 향상시켜 줍니다. 그의 경우 자각이 빠를수록 증상의 발작에 더 쉽게 대처할 수 있었기에, 특히 유익했습니다.

그는 일본식 젠 센터에서 보호받는 느낌을 받아 거기서 몇 달씩 머물곤 했습니다. 10년 동안 젠을 수행했음에도 불구하고, 여전히 삼매가 전혀 없는 상태에 머물러 있었습니다.

그 후 우리 도량에 와서 대승불교를 배우게 되었

고, 곧 이선에 도달했습니다. 1년 뒤 우리 절이 더 나은 환경임을 느끼고 절에서 상주하기로 했습니다. 1년간 선 수행을 이어간 후, 그는 양극성 장애 약 복용을 중단하기로 결정했습니다. 지금은 오히려 예전보다 더 좋아진 듯 보입니다.

암

L 씨는 방광암을 앓고 있었습니다. 담당 의사는 그녀에게 6개월에서 1년 안에 소변 주머니를 차야 한다고 진단했습니다. 그녀는 그런 방식으로 살기를 거부했고, 죽음을 준비하고 있었습니다. 평생 독실한 가톨릭이었던 그녀는 우리 경전 강의를 좋아해서 절에 오게 되었습니다. 그러다가 선명상을 알게 되었고, 본격적으로 수행하기 시작했습니다. 그리고 매우 빠르게 진전을 보였습니다.

어느 날 그녀는 자신의 상황을 내게 털어놓고 조언을 구했습니다. 나는 몇 가지 권고를 했고, 그녀는 곧바로 따랐습니다. 성심껏 임하는 것을 보고,

나는 암을 극복하는 데 도움이 될 수 있는 특별한 방법을 가르쳤습니다. 1년 후, 그녀의 주치의는 암의 진행이 멈추었다고 진단했고, 여러 약물 복용도 중단시켰습니다. 지금 그녀는 정상적인 생활을 하고 있으며 다시 가톨릭으로 돌아갔습니다. 내가 아는 한, 그녀는 더 이상 우리에게 도움을 청하지 않아도 될 만큼 아주 잘 지내고 있습니다.

머리 냉기

F 씨는 머리 한쪽이 시린 느낌을 자주 경험했습니다. 한약사는 생선 머리를 약재와 함께 쪄서 6개월 동안 마시라고 권했습니다. 하지만 그녀는 그 조언이 곧 과거의 살생 업보를 갚기 위해 새로운 살생업을 짓는 것과 다르지 않다고 깨달았습니다. 불교를 좀 더 아는 불자들과 마찬가지로 그녀는 자신의 병이 과거의 살생업 때문이라고 믿었습니다.

차라리 아프더라도 새로운 살생의 연을 만들지는 않겠다고 결심했고, 결국 그 한약사의 진료를 중단했습니다. 대신 채식을 시작하고 매일 선명상을 했습니다.

그녀는 우리의 《선 지침서》에 나와 있는 목과 어깨 회전 같은 스트레칭 운동을 따랐습니다. 그 결과, 빠르게 몸이 좋아지고 더 건강해졌습니다. 1년이 채 되지 않아 증상은 거의 느껴지지 않았고, 본인 말에 따르면 이제는 증상의 1%만 남아 있다고 했습니다.

나는 그녀에게 머리에서 느껴지는 냉기는 선명상을 통해 매우 빠르게 다스릴 수 있다고 알려주었습니다. 그녀의 선의 능력이 빨리 늘수록, 치유도 더 빨리 이루어질 것입니다. 분명히 그녀의 선 쿵푸(功夫, gongfu)[31]은 향상되었습니다. 만약 그녀가 우리 선칠에 참여했더라면 심지어 훨씬 더 빨리 나았을 것이라고 생각합니다.

사실 여기에 소개한 것보다 훨씬 더 많은 사례들이 있습니다. 그러나 오해하지 마십시오. 우리는 의

---

31 수행의 힘 또는 선정의 힘.

학적 효능을 주장하는 것이 아닙니다. 선명상은 모든 사람에게 똑같이 작동하지 않을 수 있고, 결과도 각 개인에 따라 다릅니다.

24. 여여부동

선에서 흔히 '여여부동(如如不動, thus thus unmoving)'이라는 말을 자주 듣습니다. 이 표현을 이렇게 설명할 수 있습니다.

"당신이 그러하고, 나도 그러하니, 나는 움직이지 않는다."

다른 방식으로 말하면 이렇습니다.

"무슨 일이 일어나도 별일 아니야! 당신도 별거 아니고, 나도 별거 아냐. 그래서 나는 움직이지 않아."

"**당신이 그러하다.**"는 말은, 당신은 그냥 당신 그대로라는 뜻입니다. 나는 당신을 판단하지도 않고, 비판하지도 않고, 부러워하지도 않습니다. 당신 것이 뭐든, 그냥 당신 것입니다.

"**나도 그러하다.**"는 말은, 내가 이렇지만, 그게 아마도 부모님 덕분일 수 있다는 뜻입니다. 그분들이 나를 이렇게 키우셨으니, 나를 탓하지 마십시오. 나를 판단하거나, 부러워하지도 마십시오. 당신이 나를 이해할 길은 없으니, 나를 그냥 있는 그대로 두고, 당신 일만 신경 쓰십시오.

"**움직이지 않는다.**"란 자신과 타인, 그리고 세상과 평화로운 상태를 뜻합니다. 즉 '부동'이란 좌선할 때 움직이지 않는 것을 의미하기도 합니다. 불편하다고 몸을 비비적대지 마십시오. 발목이 불편하다고 발가락을 꼼지락거리지 마십시오. 다리가 아프다고 풀어버리지 마십시오. 말처럼 쉽지는 않습니다!

'부동'은 또한 번뇌에 흔들리지 않는다는 뜻입니다. 아픔이 사라지기를 바라지 말고, 좋은 일이 생겼다고 해서 들뜨지도 마십시오. 그래서 선가에서는 이런 격언이 있습니다.

좌선 중 "귀신이 오면 머리를 베고, 부처가 오면 부처를 죽여라." 즉, 좋든 나쁘든 어떤 경계에 부딪히더라도 반응하지 말라는 뜻입니다.

그것이 바로 궁극의 침착함입니다.

이것이 지혜인 이유는 행 또는 반응이 없으면 업이 생기지 않기 때문입니다. 업이 없다면 과보도 없습니다. 지혜로운 사람은 바람직하지 않은 업을 만들려 하지 않습니다. 그렇다면 어떻게 반응하지 않을 수 있을까요?

우리가 반응하는 것은 집착 때문이며, 아직 중요하게 여기는 것들이 있기 때문입니다.

어떤 엔지니어는 우리 선칠에 오는 것을 아주 좋

아합니다. 그는 우리 절에서 하는 선명상을 무척 좋아합니다. 일주일 동안 우리와 함께 좌선하러 오려고 집을 빠져나오기 위해 온갖 핑계를 대곤 했습니다. 어떤 때는 도저히 올 수 없을 것 같으면 아내에게 뇌물을 쓰기까지 했습니다!

한 번은 외아들을 데리고 왔는데, 완전히 재앙이었습니다. 저는 그 모습을 보고 차마 그에게 이걸 말해주지 못했습니다. 그는 하루 종일 아들이 무엇을 하고 있을지 걱정하며 앉아 있었습니다. 아들에 대한 그의 깊은 사랑은 매우 감동적이었지만, 사실은 이번 선칠이야말로 아들에 대한 집착을 내려놓을 절호의 기회였습니다.

마음을 더 맑게 하려면 강한 집착을 내려놓아야 합니다. 때로는 명상하는 동안 가족에 대한 집착을 내려놓는 것이 좋습니다. 믿으십시오, 좌선이 끝난 뒤에도 가족은 여전히 그 자리에 있을 것입니다.

수행에 있어, '여여부동'은 다음 네 가지 위의(威儀)32
의 완성으로 해석할 수 있습니다.

> 소나무처럼 서 있고,
> 종처럼 앉고,
> 화살처럼 눕고,
> 산들바람처럼 걷는다.

움직임 속에서도 삼매33에 드는 것입니다. 저는 많은 명상 지도자들과 학생들이 이 위의를 갖추기 위해 애쓰는 것을 봤습니다. 마치 늘 삼매에 든 것처럼 부드럽게 말하고, 천천히 걷습니다. 이것은 불교에서 출가 수행자들에게 가르치는 내용이기도 합니다. 걷고, 서고, 눕고, 앉는 네 가지 행 속에서도 삼매 상태에 있어야 함을 상기시키기 위한 것입

---

32 사위의(四威儀) : '위엄 있는 몸가짐'을 뜻하며, 수행자가 일상에서 지녀야 할 네 가지 기본자세. 행주좌와의 네 자세에서 삼매에 머무는 것.
33 등적삼매.

니다. 결코 재가자들에게 인상을 주기 위해 외양을 꾸미라는 뜻이 아닙니다. 궁극적으로, '부동'이란 생각이 일어나지 않는 상태를 뜻합니다. 마음이 움직이지 않는 것입니다.

25. 구정

아라한과 벽지불은 구정(九定, 9th Samadhi)을 증득했습니다. 이 단계의 전문적인 명칭은 무생법인(無生法忍, Patience of Non-Production of Dharmas)입니다. 구정은 선명상에서 매우 중요한 이정표입니다. 그 명칭에서 암시하듯, 여기서 '인'은 진정한 인내심을 갖기 전에는 그곳에 도달할 수 없다는 뜻입니다. 아픔을 참아야 합니다. 다시 말해 다리의 통증을 피하는 대신 정면으로 마주해야 합니다. 만약 아픔을 두려

위한다면, 구정에 도달하는 것은 불가능합니다. 왜냐하면 인내심이 전혀 없기 때문입니다.

'무생(無生)'은 아무것도 생겨나지 않는다는 의미입니다. 어떤 '생'인가요? 법(法) 즉 어떤 생각도 생겨나지 않는다는 뜻입니다. 이 삼매에서는 그 어떤 생각도 일으키지 않습니다. 그래서 '무생법인'이란 생각이 없는 상태입니다. 너무 인내해서, 어떤 일이 일어나더라도 아무런 생각도 일으키지 않는 것입니다. '여여부동'이 어떤 상태에 반응하지 않는 경계라면, 무생법인은 그보다 더 높은 성취입니다. 아예 생각을 일으키지 않기 때문입니다.

생각이 없음은 곧 무아입니다. 자아가 사라져서, 더 이상 아무런 요구도 하지 않습니다. 더 이상 좋아하거나 싫어하지 않게 됩니다. 누군가가 심술궂게 굴어도 화나지 않습니다. 누가 칭찬해도 들뜨지 않습니다.

더 이상 분별하지 않으며, 항상 평온합니다. 여전히 살아있습니다. 죽은 것이 아닙니다. 단지 자신의 감정과 행동을 완전히 제어하고 있을 뿐입니다.

이 단계에서는 자기 자신과 타인을 모두 비운 상태입니다.

구정은 무쟁삼매(無諍三昧, No-strife Samadhi)라고도 불립니다. 더 이상 남과 싸우고 싶은 충동이 사라진 것입니다. 모든 사람이 이와 같다면, 전쟁은 사라질 것이며 다툼도 없어질 것입니다. 이 상태는 믿을 수 없을 만큼 안락합니다.

우리가 진정으로 지구 위에서 평화와 행복을 원한다면, 이 삼매에 도달하기 위해 선명상을 해야 합니다. 이 단계의 삼매는 소승불교에서는 성인의 경지로 여겨집니다. 그들이 도달할 수 있는 가장 높은 곳이며, 자아를 완전히 비운 상태입니다.

이들과 대화해 보면, 자신들이 궁극에 도달했으며 더 할 일이 없다고 말할 것입니다. 그렇지 않습니다. 아상을 비웠지만, 스스로 감지하지 못하는 아주 미세한 집착이 여전히 남아 있습니다. 가장 뚜렷한 예는, 아라한이 무생법의 안락한 상태에 집착한다는 점입니다. 그것보다 더 나은 것은 없다고 느낍니다.

이것을 법집(法執, Attachment to the Dharma) **즉 법에 대한 집착이라고 부릅니다.**

그들은 번뇌를 끝낼 길이 있다는 것을 알고, 생각으로부터 완전히 자유로운 그 놀라운 안락한 상태를 뚜렷하게 자각합니다.

그 결과, 자연스레 생각을 일으키는 모든 것을 혐오스럽게 느끼며, 생각을 일으키는 모든 것을 멀리하고 싶어 합니다. 구정에 머무는 한, 생각으로부터 자유롭다는 것을 알고 있기 때문입니다.

이러한 미세한 집착은 '법에 대한 집착'이라고 불리며, 이는 생각으로부터 자신을 자유롭게 해주는 자신의 다르마에 집착한다는 걸 의미합니다. 이처럼 아주 미세한 집착도 여전히 집착입니다. 너무나도 미세해서 그들 자신조차 인식하지 못합니다.

아셨나요? 자신을 비우는 것은 법에 대한 집착을 비우는 것보다 훨씬 쉽습니다! 그래서 대승불교에서는 아라한을 많이 존중하기는 하지만, 아직 집착이 남아 있어서 성현으로 보지는 않습니다.

26. 선과 주력 수행

달라이 라마는 불교의 밀종 즉 밀교를 전파하는 데 크게 기여하였습니다. 티베트 불교는 밀교 수행의 한 갈래일 뿐입니다. 밀교는 중국 대승불교의 오종(五宗, five schools)34 가운데 하나이기도 합니다.

티베트 불교는 중국의 밀교와는 다릅니다. 저는 상당히 다른 체계라고 생각하지만, 그 차이는 이 책에서 다루지 않겠습니다.

---

34 교종, 선종, 밀종, 율종, 정토종.

실질적인 차원에서, 나는 이 둘의 공통분모만을 언급하겠습니다. 그건 둘 다 수행에서 진언이나 탄트라를 사용한다는 점입니다. 진언이나 탄트라는 부처님의 '비밀스러운 언어'입니다. 그것을 이해할 필요도 없고, 이해하지 않아도 효과는 있습니다. 어떤 진언은 귀신의 이름을 포함하고 있어서, 그들을 제어하는 기능을 합니다.

좌선 중 진언을 외우는 것도 선명상의 범주에 속합니다. 사실, 이상적인 조건이라면 명상 중 진언을 외우는 것이 상당히 유익합니다. 예를 들어 산 정상으로 명상하러 간다고 가정해 봅시다. 아는 사람들은 진언을 사용해 원하지 않는 요소를 '쫓아내고', 방해와 산만함을 줄입니다. 이러한 이유로 우리는 선방을 세우기 전에 지도자들에게 여러 진언을 가르쳐 해당 구역을 장악하도록 합니다.

본질적으로 우리는 때때로 진언을 사용하여 해당 구역을 진정시키고, 귀신과 천신들에게 명상하는 동안 지키고 보호해 달라고 요청합니다.

더 나아가, 진언을 사용할 때는 조심해야 합니다. 나는 진언을 외우는 사람들에게 그 진언의 뜻을 아는지 종종 물어보곤 했습니다. 거의 매번, 사람들은 모른다고 답했습니다. 그 진언의 뜻을 모른다면, 누구에게서 전수받을 것인지 매우 신중해야 합니다. 저는 수행에 있어서 매우 보수적인 편입니다. 나라면 재가자가 아니라, 평판이 좋은 출가한 스님에게서 전수받은 진언만을 수행할 것입니다.

나는 티베트 불교가 진언의 매력 때문에 인기가 있다고 알고 있습니다. 진언은 영적 능력을 더 빨리 계발하도록 돕는다고 알려져 있습니다. 그러나 항상 그런 건 아닙니다. 예를 들어, 어떤 형태의 신통은 본래 삼매의 힘을 통해 자연스럽게 계발됩니다. 그중 하나가 천안$^{(天眼, Heavenly eyes)}$인데, 귀신을 볼 수 있게 해 줍니다. 사실, 선 수행은 다른 수행보다 더 빨리 천안을 열도록 도와줍니다.

요점은 영적인 힘을 탐내지 말아야 한다는 것입니다. 선의 본질이 아니기 때문입니다. 대신 우리는 지혜를 열고자 합니다. 수행하는 과정에서 자연스럽게 신통이 계발됩니다. 탐심이 없는 수행일수록 신통은 더 빨리 계발됩니다. 그러므로 나는 탐심을 강화하는 어떤 형태의 수행도 좋아하지 않습니다. 그러나 탐심을 나중에 제거하기 위해서 초기에 임시로 사용하는 그런 '좋은 탐심'은 허용할 수 있습니다.

마지막으로, 진언은 해머드릴에 비유될 수 있습니다. 극도로 강력할 수 있지만, 효과적으로 사용하기 위해서는 먼저 다룰 힘부터 길러야 합니다. 이 부분은 불교에서 명확히 설명되어 있지 않았습니다. 실제로 많은 어른 스님들이 진언을 믿지 않는데, 개인적인 경험에서 진언이 효과가 없다고 느꼈기 때문일 것입니다. 예를 들어 불교 문헌에서는 능엄신주가 우주에서 가장 강력한 진언이라고 하지만, 이 스님들이 능엄주를 써도 귀신을 물리치지 못했던 것입니다. 이제 왜 이 스님들이 실패했는지 알겠나요? 그 해머드릴을 다룰 삼매의 힘이 부족했던 것입니다. 그러므로 도구가 아니라, 일꾼을 탓해야 합니다!

그래서 저는 보통 제자들에게 먼저 삼매의 힘부터 키우도록 해 줍니다. 우선 수행의 근력과 기초부터 다지는 방법을 알아야 합니다. 저는 제자들의 탐심이 통제되었다고 확신해야만, 비로소 진언 사용법을 가르칠 것입니다.

저는 영적인 능력을 탐하지 말아야 한다는 점을 강조합니다. 제가 아는 한 천안과 같은 신통이나 다른 능력을 계발한 출가자나 재가자 거의 다 결국 그 특별한 능력에 집착하여 결국 곤경에 빠지게 되었습니다. 이것이 바로 결과물과 특별한 힘을 탐하는 마음으로 수행하는 위험성입니다.

개인적으로 저는 충분한 지혜를 얻기 전까지는 신통이 없는 편이 낫다고 여깁니다. 그러면 그런 특별한 능력에 휘둘리거나 매혹되지 않을 것입니다.

앞서 진언을 외우는 데 '이상적인 조건'이 있다고 말했습니다. 이제 그 부분을 설명드리겠습니다.

만약 밀교 수행을 한다면, 채식해야 합니다. 또한 파·마늘과 같은 오신채[35]를 피해야 합니다. 저는 고기를 먹어야 한다고 고집하는 어떤 밀교 스승도 신뢰하지 않습니다. 이런 집착은 여전히 탐심이 있다는 걸 보여 주며, 따라서 이들이 아직 밀교 수행을 완성하지 못했음을 보여줍니다.

---

35 오신채 : 파(양파류), 마늘, 부추, 달래, 홍거.

27. 선정쌍수 : 선과 정토

제가 가장 좋아하는 조사 중 한 분은 영명수(永明壽)대사[36]입니다. 그는 관료였지만 세속의 삶에 환멸을 느껴 출가하였습니다. 열심히 수행하여 선을 완성한 뒤, 선을 가르치는 대신 정토를 가르치기로 결심했습니다.

많은 정토 조사들이 그와 같이 선에 득도한 스승이기도 했습니다.

---

36 영명연수(永明延壽)선사. 중국 정토종의 육대조사.

여러분께 비밀을 하나 알려드리겠습니다. 일단 득도한 수행자라면 원하는 것은 무엇이든 가르칠 수 있습니다. 반대로, 선사들이 "나는 오직 선만 가르친다. 정토는 열등한 법이기 때문이다, 혹은 밀교는 그리 대단하지 않기 때문이다."라고 말해서는 안 된다고 생각합니다. 그런 스승은 아직 선을 이해하지 못했고, 여전히 분별심이 있습니다. 좋은 스승은 제자가 원하는 것을 얻도록 방편을 제공해야 합니다.

나는 다음의 영명수선사의 시 때문에 그의 발자취를 따르기로 결심했습니다.

유선무정토(有禪無淨土), 십인구착로(十人九錯路),
음경홀현전(陰境忽現前), 별이수타거(瞥爾隨他去);

정토 없이 선만 수행하면, 열 명 중 아홉은 잘못된 길을 가게 된다.
음의 경계가 홀연히 나타나면, 순식간에 그를 따라가게 된다.[37]

무선유정토(無禪有淨土), 만수만인거(萬修萬人去),
약득견미타(若得見彌陀), 하수불개오(何愁不開悟);

정토만 닦고 선을 닦지 않으면, 만 명이 닦아 만명이 정토에 간다.
아미타불을 친견하게 되니, 깨닫지 못할까 걱정할 필요가 없다.

---

37 앞에 나타나는 여러 경계 때문에 쉽게 길을 잃을 수 있다.

유선유정토$^{(有禪有淨土)}$, 유여대각호$^{(猶如帶角虎)}$,
현세위인사$^{(現世爲人師)}$, 내생작불조$^{(來生作佛祖)}$;

선과 정토를 함께 닦으면, 뿔 달린 호랑이와 같다.[38]
현세에는 인간의 스승이 되고, 내세에는 불조$^{(佛祖)}$[39]가 된다.

무선무정토$^{(無禪無淨土)}$, 동상병철주$^{(銅床倂鐵柱)}$,
만겁여천생$^{(萬劫與千生)}$, 몰개인의호$^{(沒個人依怙)}$.

선도 정토도 수행하지 않으면, 구리 침대에 눕고 철 기둥을 끌어안게 된다.[40]
만 겁 동안 수천 생을 살며, 의지할 곳이 없을 것이다.

---

38 더욱 강력한 존재가 된다.
39 불교의 조사.
40 지옥에 떨어져 고통받는다.

바로 그렇습니다. 영명수선사는 선을 깨친 뒤 정토를 권했습니다. 정토 수행이 장기적으로 더 큰 이익을 가져온다고 보았기 때문입니다.

특히 선과 정토를 함께 닦으면[41] 이생은 물론 미래 생에서도 혜택을 얻게 됩니다. 정토에 대해 더 알고 싶다면, 《정토 수행 지침서 1》(운주사, 2022)를 참고하시기 바랍니다.

정토는 우리가 고통에서 벗어나 안락을 얻는 가장 효과적인 길입니다. 윤회 속을 계속 도는 한, 우리는 큰 위험 속에 있습니다. 이런 말을 듣고 싶지는 않겠지만, 생사란 로또와 같습니다. 질 확률이 너무 높습니다. 여기서 지는 것은 축생도, 아귀도, 지옥도로 떨어진다는 뜻입니다. 지금도 괴롭다고 느껴진다면, 나중에 떨어졌을 때 얼마나 후회할지 상상해 보십시오.

우리가 선과 정토를 동시에 가르치는 것은 우리 좌우명이 다음과 같기 때문입니다.

---

41 선정쌍수(禪淨雙修).

**선의 배를 타고 [깨달음의] 피안에 도달하고,
연화대에 앉아 [아미타불의] 정토로 돌아간다.**

선한 사람들은 이번 생에 선의 문을 통해 깨달을 수 있습니다. 그러나 이번 생에 깨달음을 기대하지 않는 대부분의 사람들(대부분의 독자와 선 수행자들)은 정토법문을 방편으로 삼아, 이번 생의 끝에 왕생하여 윤회에서 벗어나야 합니다. 이번 기회를 놓치면 다음 생에는 다시 기회가 없을 수도 있습니다. 개인적으로는 저는 이번 생에 깨달음을 얻을 수 있더라도, 아미타부처님의 정토에 가고 싶습니다. 그곳에서 승혜(勝慧, Supreme Wisdom)[42]에 이를 때까지 안전하게 수행하고 싶기 때문입니다.

  내가 선과 정토를 동시에 할 것을 권하는 또 다른 이유는, 요즘 사람들이 정토 수행을 너무 무분별하게 하고 있기 때문입니다.

  사람들은 염불을 배우지만, 정작 바르게 염불하

---

[42] 수승한 지혜.

는 방법은 배우지 못합니다. 그 결과, 대다수의 염불 수행자는 정토에 왕생하지 못할 것입니다.

하지만 대조사 영명수선사는 "만 명이 닦으면 만 명이 정토에 간다."라고 말하지 않았습니까? 네, 그렇게 말씀하셨습니다. 하지만 문제는 '언제' 가 느냐는 것입니다. 만 명 모두 '결국 언젠가' 정토에 왕생한다는 뜻입니다. 저는 우리가 정토에 이번 생에 왕생할 수 있도록 노력해야 한다고 생각합니다. 그래야 가능한 한 빨리 안전과 안정을 얻을 수 있기 때문입니다.

즉각적인 차원에서, 선과 정토를 동시에 수행하는 사람들은 자신의 수행이 안정적으로 발전하고 있다는 것을 알게 됩니다. 예를 들어 평생 염불만 해온 한 남자분이 있었습니다. 우리 선칠에 참여했는데, 엄청난 진전을 이루었습니다. 그는 나에게 "몸도 마음도 훨씬 나아졌고, 선명상이 진전되면서 염불 수행도 함께 발전했다."라고 말했습니다.

28. 질의응답[43]

이 장에서는 우리가 자주 받는 질문과 그 답변을 간단히 소개합니다. 우리 웹사이트 www.ChanPureland.org에는 질의응답 코너가 있습니다. 메뉴 바에서 'Q&A' 탭을 클릭하거나 www.ChanPureland.org/qa로 직접 접속하실 수 있습니다.

---

[43] 이 질의응답은 2011년부터 2016년까지 웹사이트를 통해 접수된 질문을 바탕으로 정리한 것입니다.

한국어로 문의하고자 하시는 분들은 다음 방법을 이용하실 수 있습니다.

네이버 카페 : cafe.naver.com/mastersunim
"수행상담실 Q&A" 메뉴
이메일 :　　korea@chanpureland.org
전화/문자 :　010-5338-8699

독자 여러분께서는 웹사이트나 유튜브 채널을 통해서도 자유롭게 질문을 보내주실 수 있습니다. 이러한 질의응답을 통해 서로에게 배우고, 선명상에 대한 지식 기반을 함께 넓혀갈 수 있을 것입니다.

질문 : 십우도

제가 어떻게 어느 수행 단계에 있는지 알 수 있으며, 그에 따라 어떻게 수행을 이어가야 할지 알 수 있나요? 선조사들이 전해준 십우도(十牛圖)에 따라 수행하면 성공할 수 있을까요?

답변 :

질문자님은 아직 진정한 지혜에 도달하지 못했기 때문에 자신의 수행 단계를 스스로 구분하기 어렵습니다. 달리 말해, 자신이 어디에 있는지 모른다면 자신보다 더 지혜로운 이를 찾아 배우는 것이 좋습니다.

선의 가르침에서 전해 내려오는 십우도 같은 책만 의지한다면, 수행에서 의미 있는 성취를 이루기 어려울 것입니다. 진심으로 수행을 진전시키고 싶다면 길을 잃지 않도록 반드시 선지식을 찾아야 합니다. 선지식의 도움을 받는다면 빠르게 진전할 수 있습니다.

질문 : 15분 점심

지난달 홍콩의 사찰을 문의드렸을 때 보림선사(寶林禪寺)를 추천해 주셔서 감사합니다. 주말을 그곳에서 보내고 왔는데, 그들의 진지한 선 수행 방식이 매우 마음에 들었습니다.

하지만 그 절에서 가장 힘들게 느껴졌던 것은 점심시간이 단 15분으로 배정된 것이었습니다. 스님의 책에서는 그렇게 짧은 식사 시간에 대한 언급이 없었는데, 이 방식이 제가 배워야 할 중요한 기술인지 궁금합니다. 또한 명상 실력이 좋아지면 자연스럽게 식사도 더 빨라지는 건가요?

답변 :

제가 선칠이라 불리는 일주일간 집중적인 고수준의 선 훈련을 했을 때는, 점심시간이 보통 15분을 넘지 않았습니다. 식사 후에는 개인적인 용무를 간단히 처리하고 곧장 선방으로 돌아갔습니다.

유루가 줄어들면 휴식이나 음식이 거의 필요하지 않게 됩니다. 그러나 이것은 어디까지나 선칠의 경우에 해당합니다. 저는 이런 방식이 일반인에게는 적합하지 않다고 생각합니다. 억지로 연습할 필요는 없습니다. 질문자님도 선칠에 참여하다 보면 자연스럽게 그렇게 할 수 있게 될 것입니다.

질문자님이 언급한 그 사찰은 위앙종의 조사로 인정받는 성일(聖一)대사의 가르침을 따르고 있습니다. 그들이 그렇게 하는 데에는 나름의 이유가 있습니다. 다만 저는 그러한 가풍이 미국과 같은 자기 탐닉적이고 성격이 조급한 나라에는 적합하지 않다고 생각합니다.

추가 질문 :

선사님, 아미타불. 답변해 주셔서 진심으로 감사합니다. 제가 보림선사에 방문했을 때는, 사실 무려 70일(10주)에 걸친 긴 선칠이 진행 중이었음을 미처 말씀드리지 못했습니다. 다만 모든 이들이 참여한 것은 아니었습니다. 다른 시기에도 그렇게 빨리 식사하는지는 잘 모르겠습니다만, 스님께서 특별히 연습할 필요는 없다고 말씀하셨으니, 이 문제는 그냥 내려놓으려 합니다.

미국인들이 "더 탐닉적이고 성급하다."는 말은 정말 맞는 말이라고 생각합니다. 저는 미국 도시

생활에 익숙했기 때문에, 홍콩 사찰과 센터의 규칙과 관습을 배우는 데 많은 노력이 필요했고, 아직도 배우는 중입니다. 저는 이런 경험이 제가 성숙해지는 데 도움이 된다고 느낍니다.

답변 :

질문자님은 매우 인지력이 좋고 선과 큰 인연을 지닌 것처럼 보입니다.

선칠은 대승불교에서 가장 훌륭한 법문 중 하나입니다. 보림선사에서 이런 100일 선칠을 이제는 하지 않는다는 사실이 안타깝습니다. 사람들이 더 빨리 깨달을 수 있도록 이 훌륭한 법문을 우리가 미국에서 다시 복원시켜야 할지도 모릅니다.

그곳에서 선칠 수행에 참여해 보십시오. 처음에 하루나 주말 동안 참여해 보시고, 점차 일정을 늘려보십시오.

사흘이나 나흘 동안 온전히 참여할 수 있게 되면, 위산사에 오셔서 7일 선칠에 동참하는 것도 고려해 보십시오. 큰 진전을 이루게 될 것입니다.

법의 기쁨이 함께하길 빕니다.

질문 : 젊음의 샘

왜 선이 젊음의 샘이라고 말씀하셨습니까?

답변 :

선승들이 전혀 늙지 않는 것처럼 보인다는 것을 눈치채셨나요?

우리 학생들도 나이에 비해 젊어 보이는 경우가 많다는 것을 보셨나요?

질문 : 수행의 단계

저는 진전하고 있는 걸까요? 수행자들은 어떻게 자신이 진전을 이루고 있는지 알 수 있나요? 영적 스승이 높은 단계에 있는지, 혹은 깨달음을 얻었는지 어떻게 알 수 있을까요?

답변 :

그것은 질문자님이 어떤 영적 수행을 추구하느냐에 달려 있습니다.

예를 들어, 많은 외도법은 귀신이나 천상계를 볼 수 있는 영안(靈眼 spiritual eye)을 여는 등 그런 능력을 강조합니다. 또 어떤 수행은 부와 행운을 약속하기도 합니다.

대승불교의 다르마도 이러한 이익을 줄 수 있지만, 그것들은 괴로움을 끝내고 안락을 얻는 진정한 지혜를 여는 그런 더 큰 그림에 비하면 부차적일 뿐입니다. 솔직히 말해, 아무리 부유하고 유명하다 해도 지혜가 없으면 여전히 불행할 수 있습니다.

저는 제자들의 진전을 가늠할 때, 탐욕, 화, 어리석음이 얼마나 줄었는지를 봅니다. 해탈의 길을 걸으면 걸을수록 더욱 겸손하고, 친절하고, 자비로워집니다.

그렇다면 어떻게 스승의 단계를 가늠할 수 있을까요? 만약 누군가가 스승의 영적 단계를 판단할 수 있다면, 그런 사람은 이미 학생이 아니라 스승이어야 합니다. 위대한 스승은 자신을 드러내지 않으며, 주목받기를 바라지도 않습니다. 잘 알려지지 않은 사실 하나를 말씀드리자면, 제자를 선택하는 것은 스승이지, 제자가 스승을 고르는 것이 아닙니다.

그러니 더 나은 질문이라면 이럴 겁니다. "어떻게 하면 내가 훌륭한 스승에게 가르침을 받을 자격이 될까?"

질문 : 마의 경계

망상을 너무 많이 하면 마경(魔境, demonic states)[44]을 만들까요?

저는 여전히 가족에 대한 의무를 짊어지고 있습니다. 생계를 위해 열심히 일해야 합니다. 그런 이유로 망상이 많아서 명상 중 마의 경계에 더 쉽게 부딪히는 것 같습니다. 이게 맞나요?

---

[44] 수행 중 일어나는 환상이나 착각 같은 혼란스러운 상태.

답변 :

전혀 그렇지 않습니다.

엄청나게 많은 수행자가 질문자님과 똑같은 상황에 있지만, 그래도 명상을 유익하게 여기고 있습니다. 문제가 생기는 것은 단지 질문자님의 수행 방법이 잘못되었거나, 지도하는 스승이 무능하기 때문입니다.

질문 : 정진하는 수행자의 바른 수행법

저는 두 달 전부터 약사법문(藥師法門, Medicine Master Dharma door)[45]을 수행하기 시작했습니다. 수행에 대해 아는 것이 많지 않아, 이해를 분명히 하고자 몇 가지 여쭙습니다.

1. 아침에는 약사진언[46]을 외웁니다. 지루해지기 전에 멈춰서 다음 날 염불이 싫어지지 않도록 합니다. 그 후 염주를 사용해 약사부처

---

45 약사부처님의 가르침 또는 수행법.
46 또는 약사주. 《약사유리광여래본원공덕경》(위앙북스, 2025) 참조.

님의 명호를 108번 염불하고, 부처님께 절하며 참회합니다.
2. 저녁에는 집에 마련한 삼보의 불단 앞에 앉아 지장보살과 관세음보살의 명호를 각각 108번 염불한 뒤 부처님께 절하며 참회합니다.
3. 잠자리에 들기 전에는 아미타부처님과 석가모니부처님의 명호를 각각 108번 염불하려 노력합니다. 이 두 분은 사바세계에서 가장 큰 부처님이시기 때문입니다. 그 후 절하며 참회합니다.

때로는 감사하는 마음으로 다른 불보살님의 명호를 염불하기도 합니다. 예전에는 약사경을 독송했지만, 지금은 부처님의 명호만 염불합니다. 더 집중에 도움이 되기 때문입니다.

저는 아직 수행의 길에 들어선 어린아이와 같습니다. 여전히 모르는 것이 많습니다. 선행을 배우고 있으며, 그 공덕을 괴로움 속에 있는 모든 중생, 귀신, 영가들에게 회향합니다. 업장이 무겁다 보니 복이 크지 않지만, 진심으로 그들을 돕고 싶어 대신하여 기도합니다.

  동시에 저 자신을 위해서도 기도합니다. 고통이 많아서 부처님께 도움을 청합니다. 어떤 분은 스스로를 위해 기도하면 안 된다고 하지만, 또 부처님께서 모든 중생을 돕고 구제하시려 한다고 들었습니다. 그렇다면 저도 제 자신을 위해 기도할 수 있지 않나요?

  저는 약사부처님과 인연이 깊어 약사부처님을 존경합니다. 그러나 관세음보살님의 명호도 자주 염불합니다. 그래도 괜찮나요? 관세음보살 명호를 염불하면 일상생활에서 집중이 더 잘 됩니다. 반면 약사부처님의 명호는 다소 길고 복잡해 집중하기 어렵습니다. 그래서 저는 "나무 약사불, 약사불."이라고 줄여서 염불하고 있습니다. 이것도 괜찮나요?

  그리고 염주를 사용해서 두 부처님의 명호를 동시에 108번 염불합니다. 이런 방식이 적절한지도 여쭙고 싶습니다.

읽어주시고 답해주셔서 감사합니다!

답변 :

그야말로 정진이군요! 몇 가지 제안드리겠습니다.

매일 약사여래의 명호를 108번 염불하십시오. 따분함은 저절로 왔다가 저절로 사라지는 것이니 신경 쓰지 마십시오. 가능하다면 결가부좌로 앉는 법을 배우십시오. 집중력을 키우는 데 큰 도움이 됩니다. 매일 절하는 것도 계속하십시오. 초심자에게 매우 유익합니다. 부처님의 명호를 염불하는 것은 업보를 소멸하는 데 아주 좋습니다. 하루 수행을 마친 후 모든 중생이 정토에 왕생할 수 있도록 공덕을 회향하십시오. 자기 자신에게 회향하지 않는 것이 더 낫습니다. 남에게 주면 자신에게 돌아오는 복이 더 커집니다.

관세음보살 명호를 염불하는 것은 질문자님에게 아주 좋습니다. 잘 맞기 때문입니다. 약사여래의 명호를 염불할 때는 "약사여래(藥師如來)"라고 염불해 보십시오. 한 부처님의 명호를 충분히 염불한 다음, 다른 부처님의 명호를 염불하는 것이 더 좋습니다.

수행을 계속하십시오. 그러면 점차 고통이 완화될 것이며, 또한 문제를 해결하는 방법을 가르쳐줄 수 있는 유능한 선지식을 만날 복도 짓게 될 것입니다.

다음도 권해드리고 싶습니다.

우선 선화상인의 가르침을 많이 읽어보시고, 그다음 제 것도 읽어보시기를 바랍니다. 이 두 가지는 대승불교를 배우고, 올바른 지혜의 씨앗을 심는 데 도움을 줄 것입니다.

제가 해설한 《불유교경》[47]을 자세히 읽어보십시오. 진지한 수행자를 위해 마련되었습니다. 그리고 《영화스님의 선명상》에 나온 지침에 따라 전념해 보십시오. 선정의 힘을 기르는 데 큰 도움이 될 것입니다. 나이가 들면서 똑같은 기본 지침을 계속 반복하는 일이 점점 피곤해져서, 모두가 참고할 수

---

47 《불유교경》(어의운하, 2023).

있도록 선명상에 관한 책을 써 두었습니다.

질문해 주셔서 감사합니다. 곧 좋은 선지식을 만나시기를 바랍니다.

질문 : 관음법문

선사님, 이 부분에 대한 설명 부탁드립니다.

스님께서 전해주신 "듣는 것으로 되돌려 자성을 듣는다."[48]라는, 곧 관음법문을 수행할 때는, 자신의 염송 소리(예 : 부처님의 명호나 진언)에 집중하고 다른 소리는 무시해야 한다고 하셨습니다. 그런데 우리가 대중과 함께, 다른 사람들과 합송할 때에도 그 사람들의 소리를 무시해야 할까요?

감사합니다, 스님.

아미타불.

답변 :

여럿이 함께 염불할 때는 우선 사람들의 염불 소

---

48 반문문자성(反聞聞自性).

리의 높낮이와 리듬에 귀를 기울이십시오. 그다음에는 자신의 염불 소리에 집중하고, 다른 모든 소리는 무시하십시오. 염불할 때 나는 소리 하나하나가 이어지는 것을 따라 들으십시오. 그렇게 하면 자연스럽게 다른 사람의 염불과도 조화를 이루게 됩니다. 점차 자신의 소리에 집중할 수 있게 되면 삼매에 들어갈 것입니다. 그저 설명한 대로 따라 하면 자연스럽게 될 것입니다.

질문 : 아미타불 염불

저는 아미타불 명호를 염불하는 수행에 대해 배우고 싶습니다. 이 수행을 위한 기본은 무엇입니까?

답변 :

염불은 사람들 대부분에게 매우 적합한 훌륭한 수행법입니다. 이 수행의 목표는 아미타부처님의 명호에 점점 더 집중하는 법을 익히는 것입니다. 그러면 우리 마음속의 구름을 쫓아버리게 될 것입니다. 가능하다면 절에 오십시오. 수행을 위한 자세한 지도를 직접 받으시길 권합니다.

질문자님이 절에 오실 수 없다면 《영화스님의 선명상》을 읽어보시길 권합니다. 이 책은 일반적인 명상 수행법에 대해서 자세히 설명하고 있으며, 특히 염불하는 방법에 대한 장도 포함되어 있습니다.

질문 : 염불 방법론

선사님, 먼저 제 동생과 저는 바쁘신 중에도 저희와 오랜 시간 대화해 주신 것에 매우 감사드립니다. 불행히도 가족과의 약속이 있어 더 많은 것을 여쭙지 못했지만, 다음 몇 가지를 부디 설명해 주시길 바랍니다.

1. 스님의 서적인 《영화스님의 선명상》에서 독자들에게 염불법문을 전하셨는데, 이 방법론을 진언(만트라)을 염송할 때도 그대로 사용할 수 있나요?
2. 관음법문(소리를 관하는 방법)을 사용할 때,

소리와 단전 둘 다 동시에 관해야 하나요? 그렇게 하면 마음이 두 가지 일에 분산되어 산만해지지는 않을까요?

3. 스님께서는 능엄주가 가장 강력하다고 하셨습니다. 이를 베트남어, 중국어, 영어 중 어느 언어로 외우는 것이 좋을까요? 시간이 없다면 능엄주의 핵심 부분인 오대심주만 해도 괜찮을까요?

앞으로 기회가 된다면, 절에서 열리는 불칠이나 선칠에 꼭 참여하고 싶습니다.

선사님께서 늘 건강하시고 안락, 복과 지혜가 충만하고 부처님의 일이 원만히 성취되시기를 기원합니다.

삼가 합장드립니다.

답변 :

저희 절까지 먼 길 와주셔서 고맙습니다.

1. 예, 염불법은 진언을 포함한 모든 염송 수행

에 사용할 수 있습니다.
2. 단 관음법문만 예외입니다. 단전은 잊고, 오직 자신의 염불 소리에만 집중하세요.
3. 능엄주는 본인 원하는 언어로 외워도 됩니다. 더 중요한 것은 그 언어로 된 그 진언의 정확성입니다. 매일 암송할 수 있다면 가장 좋습니다. 저는 능엄주를 중국어로 암기하는 데 5주가 걸렸습니다. 어떤 베트남인은 10일 만에 외웠다고 들었습니다! 가능하다면 능엄주의 오대심주도 매일 108번씩 하시길 바랍니다.

질문 : 혼란을 줄이기 위한 명상

저는 방콕에 있습니다. 명상을 좋아하지만, 사실 제대로 명상하는 방법을 잘 모릅니다.

방법을 배우면 더 좋을 것 같습니다. 지금 매우 혼란스럽기 때문입니다.

저는 내면의 평화를 원합니다. 스님께서 도와주

시길 바랍니다.

답변 :

명상이 질문자님의 마음속 혼란과 혼돈을 줄여 줄 수 있습니다. 일단 초선에 도달하게 되면, 이전에는 경험해 보지 못했던 놀라운 내면의 안락을 느끼게 될 것입니다. 하지만 그러기 위해서는 유능한 스승에게서 명상을 배워야 합니다.

태국에는 각자의 수행 전통에 따라 명상을 가르칠 수 있는 스님들이 많이 계십니다. 그들의 가르침만으로도 질문자님의 필요성을 충분히 충족할 수 있을 것입니다.

그냥 어떤 사찰이든 법당에 가보세요. 거기서 조용히 5분에서 10분간 앉아보십시오. 마음이 차분해지고 편안해진다면, 그곳 스님들께 직접 지침을 청하시면 됩니다.

질문 : 왜 이렇게 목표 지향적인가요?

스님의 선 스타일은 왜 이렇게 목표 지향적으로 보입니까?

답변 :

질문해 주셔서 감사합니다.

이 질문을 보면, 질문자님이 명상을 하지만 진전이 거의 없는 대다수에 속한다는 것을 보여줍니다. 아마 그 이유는 명상의 목적을 제대로 이해하지 못했기 때문일 것입니다.

우리 선명상의 방식은 지혜를 열기 위해 삼매를 계발하는 데 중점을 둡니다. 제가 그보다 못 미치는 걸 가르친다면, 그건 질문자님과 저, 양쪽 모두의 시간을 낭비하는 일이 될 것입니다.

질문 : 가족 사업으로 살생업을 짓는 경우

저는 아직 삼보에 귀의하지 않았습니다. 밤마다 침대에 앉아 다리를 꼬고 부처님의 명호를 염불합니다. 제 방에는 불상이나 불단도 없고, 법복도 입지도 않은 채 잠옷 차림으로 조용히 염불하고 절을 합니다. 이런 방식이 괜찮은지, 아니면 죄를 짓는 것인지 궁금합니다. 염불하는 동안에도 제 머리는 여전히 망상으로 가득합니다.

계율은 모두 받지 않고, 선택적으로 받을 수도 있다던데 맞나요?

제 가족은 바다에서 고기를 잡는 일을 하고 있습니다. 제가 계율을 받은 뒤에도 가족 일을 도와야 하는데, 그렇다면 불살생계를 어기게 되지 않겠습니까? 오히려 계율을 받지 않는 것보다 더 나쁜 결과가 되지 않을까요?

답변 :

괜찮습니다. 가장 중요한 것은 지극한 마음으로 염불하는 것입니다. 망상이 일어나면 그냥 무시하십시오. 꾸준히 오래 정진하다 보면 저절로 사라질 것입니다.

삼보에 귀의하셔서, 지킬 수 있는 계율만 수지하시면 됩니다. 불살생계를 받은 뒤에 가족의 어업을 돕게 되면 그건 참회가 가능한 위반입니다. 그리고 더욱 간절히 염불하고 절함으로써 그 영향을 덜 수 있습니다.

앞으로는 이런 업종에서 벗어날 수 있다면 더 바람직합니다. 그래야 장차 병을 얻을 가능성도 줄어듭니다.

질문 : 삼매에 드는 것

어떻게 하면 삼매에 들어갈 수 있습니까? 그건 마음이 발전하면서 자연스럽게 일어나는 과정인가요? 아니면 삼매에 들어가기 위해 올바른 방법, 올바른 기술을 따로 연습해야 하나요?

또한 오직 숙련된 선 수행자들만이 자신의 뜻대로 자유롭게 삼매에 들어가고 나올 수 있는 건가요?

답변 :

우리가 삼매에 들어가는 것은 마음의 타고난 능력입니다.

외부 조건이 삼매에 들어가는 것을 도와줄 수도 있습니다. 예를 들어, 위협을 받는 상황에서는 삼매에 들기가 더 쉬울 수도 있습니다.

그러므로 올바른 방법과 수행법을 배우는 것이 가장 좋습니다. 그렇게 하면 삼매에 들어가기 더 쉬워지고 삼매의 힘이 증장되어, 선명상에서 꾸준히 진전을 이룰 수 있습니다.

맞습니다. 높은 단계의 수행자들은 자신이 원할 때 자유롭게 삼매에 들어가고 나올 수 있는 능력을 계발할 수 있습니다.

질문 : 누구의 지침을 믿어야 합니까?

저는 선사님의 《선 지침서》 베트남어판을 무료로 다운받을 수 있게 해 주신 데 매우 감사드립니다. 선명상의 기초를 제대로 쌓을 방법을 얻게 되어 정말로 기쁩니다.

　몇 가지 설명 부탁드립니다.

　스님께서는 앉아서 명상할 때 다리의 통증을 참아내야 집중력이 증장된다고 말씀하셨습니다. 그러나 통증이 너무 심해져서 더 이상 단전에 염불할 수가 없습니다. 이럴 때는 어떻게 해야 합니까?

　또한 많은 베트남 명상 지도자들은 다리를 꼬는 순서는 상관없다고 말합니다. 그런데 스님께서는 반드시 오른쪽 다리를 왼쪽 다리 위에 덮어서 올려야 한다고 하십니다. 저는 그 반대 순서로 앉아 한 시간은 버틸 수 있지만, 올바른 순서대로 바꾸니 발목 통증이 너무 심해져서 겨우 30분밖에 못 버팁니다. 이 통증은 극복할 수 없는 걸까요?

　그리고 첫 아픔 고비를 돌파하면 바로 초선에 진입하는 건가요? 저는 아마도 탐심이 너무 많은 것 같습니다. 그러나 꼭 초선에 들고 싶습니다!

답변 :

다리 통증을 참아내는 것은 인욕을 실행하는 것입니다. 예전에는 할 수 없었던 것을 해낼 수 있게 배우는 것이며, 그것이 바로 진전입니다.

말씀하신 것을 보니, 지금까지 어떤 실질적인 방법도 꾸준히 지켜오지 못한 것 같습니다. 그래서 수행에서 큰 진전을 이루지 못한 것입니다. 다리를 올리는 순서가 중요한 이유는 음양의 이치 때문입니다.

가르침을 믿고 실천한다면 반드시 초선에 들어가게 될 것입니다. 욕심을 낼 필요가 없습니다. 저의 지침을 의심하지 마십시오.

질문 : 명상할 때 배에서 나는 그르렁 소리

저는 선사님께서 가르쳐주신 방식대로 수식관[49]을 하고 있습니다. 그런데 제가 이해하지 못하는 몇 가지 경계와 마주쳤습니다. 이해할 수 있도록

---

[49] 호흡을 관찰하며 들숨과 날숨의 횟수를 세는 명상.

도와주십시오.

저는 숨을 들이쉬어 배를 가득 채우고, 2~5초간 숨을 멈춘 뒤 천천히 내쉽니다.

배가 부풀고 호흡을 멈추었을 때, 자주 배에서 꾸르륵거리는 소리가 납니다. 거품처럼 보글보글 소리가 나고, 그 뒤에 입에서 공기가 새어 나옵니다. 그러면 매우 편안해집니다. 그러나 그 공기가 새어 나가는 것을 억제하면 불편해집니다.

또 어떤 때는 방귀가 나오는데, 그것도 역시 저를 편안하게 해 줍니다.

이런 수행 방식에서 제가 고쳐야 할 부분이 있을까요? 부디 가르침을 청합니다.

또한, 스님께서 가르쳐주신 방식대로 선을 시작한 뒤로 몸이 더 편안해지고 숙면도 하게 되었습니다. 깊이 감사드리며, 스님의 건강을 기원합니다.

답변 :

(지난 몇 주 동안, 이 질문자는 이 책의 전편인

《영화스님의 선명상》에 설명된 방식대로 명상 수행을 해왔습니다.)

질문자님은 지난 5년간 명상을 해왔지만, 이번에 경험한 것과 같은 뚜렷한 변화는 예전에 없었다고 하셨습니다. 지금 겪는 모든 상태는 다 좋은 것입니다. 걱정할 필요 없습니다. 앞으로도 더욱 정진하여 수행을 계속하시기 바랍니다.

질문 : 집에서 수행

집에서 수행하고 싶습니다. 어떤 책을 사야 하고, 어떤 경전을 어떻게 독송해야 하는지 알려주십시오. 아직 어린아이가 있어서 절에 가서 수행할 시간을 낼 수가 없습니다. 한 달에 6일만 채식해도 괜찮을까요?

답변 :

집에서 수행하면 가족에게도 좋고, 아이를 키우는 데 다양한 지식을 얻게 해 주며, 남편과 깊고 지속적인 유대감을 맺는 데 도움이 됩니다.

  대승불교를 수행하겠다는 발심을 하시길 권합니다. 가능하다면 가까운 대승 사찰에 가서서 스님들로부터 지침을 받으십시오. 그것이 어렵다면, 선화상인[50]의 책을 읽는 것부터 하시기를 강력히 권합니다.

  수행의 시작으로 매일 한 시간씩 부처님께 절을 올리도록 권합니다. 또 집안일을 하면서도 하루 종일 부처님의 명호를 염불하십시오. 기본적인 수행법을 배우시려면 이 책의 전편인 《영화스님의 선명상》을 참고하시기 바랍니다.

  한 달에 6일이나 10일 채식하는 것도 훌륭한 실천입니다.

  이 모든 것을 꾸준히 실천한 뒤에는, 다음 지침을 위해 언제든 저희에게 연락 주시면 됩니다.

---

50 선화상인의 저술 가운데 일부는 한국어로 번역·출간.

질문 : 《능엄경》[51]에 대하여

선사님, 제가 읽은 어떤 자료에서는 《능엄경》이 부처님께서 설하신 것이 아니라고 주장합니다. 저는 매일 《능엄경》 수행을 하고 있어서, 이에 대해 좀 더 명확한 설명을 부탁드립니다.

답변 :

저는 《능엄경》을 부정하는 사람들의 권위와 지혜가 의심스럽습니다.

선화상인은 미국 정통 불교의 초조(初祖)로서, 상인께서 주석한 《능엄경》을 진경으로 증명하셨습니다.

저는 그의 해설을 연구했고, 그 설명이 가장 정확할 뿐 아니라 제 선 수행에 큰 도움이 된다는 것도 알게 되었습니다.

---

51 대승불교의 대표 경전으로, 선정의 원리와 수행법, 마음의 본성을 밝히며, 신심 있는 수행자가 깨달음에 이르는 과정을 설한다.

질문 : 단전에 집중하기

저는 최근에 스님의 《선 지침서》를 구입해서 큰 도움을 받고 있습니다. 이렇게 저 같은 사람들에게 가르침을 나눠주셔서 정말 감사합니다. 저는 지금 그것을 지침 삼아 명상 수행을 향상시키고 있습니다.

1. 그런데 확실히 잘 모르겠는 질문이 하나 있습니다. 일상생활 속에서는 어떻게 수행해야 할까요? 청소나 잡일 같은 활동을 할 때도 계속 단전에 집중하며 염불해야 하나요? 저는 그게 쉽지 않습니다. 염불하면서 망상을 줄일 수는 있는데, 활동하는 동안에는 단전에서 집중이 사라지고 하고 있는 활동으로 마음이 쏠리게 됩니다. 그래도 단전에 계속 집중하려고 노력해야 하나요?

2. 또 하나 궁금한 점은 상좌부 불교에서 배운 마음챙김 수행법에 관한 것입니다. 지금 하는 일에 주의를 기울이고, 하는 일에 대한 알아차림에 집중하라고 배웠습니다. 처음에

는 마음속으로 하는 동작에 이름을 붙이는 것이 도움이 된다고 들었습니다. 예를 들어, "접시를 닦는다.", "그릇을 헹군다."와 같은 식입니다. 나중에는 이런 마음속 말도 버리고 단순히 하는 일에만 주의를 집중하게 됩니다. 선의 가르침에 따르면, 이러한 방식은 일상 속 수행을 위한 좋은 방법일까요?

답변 :

아미타불. 저희 책이 도움이 되고 있다니 기쁩니다.

일상생활에서는 꼭 필요할 때만 생각하십시오— 예를 들어 직장에서 일할 때처럼 말입니다. 그러나 불필요하게 생각하고 있다는 것을 알아차리면 바로 멈추고, 다시 단전으로 돌아가서 부처님의 명호를 염불하십시오. 이게 쉽지는 않지만, 이것이 망상을 줄이는 과정입니다.

순수하게 선을 지향하는 입장에서는, 자신의 행동에 '이름 붙이기'는 곧 '생각하기'를 해야 하므로 필요치 않습니다. 단전에 집중하도록 자신을 훈련해 보세요. 다시 말해, 단전에 집중하는 것을 '본부, 중앙 지휘소에 머무른다.'고 표현할 수 있듯이, 자연스럽게 당장 하는 일을 더 잘 자각하게 될 것입니다.

잘하고 계시니 계속 이어가시길 바랍니다.

질문 : 호흡을 길게 늘려야 하나요?

무엇보다도 제 질문에 답해주시고 수행을 격려해 주셔서 감사합니다.

또 하나 여쭤보고 싶은 것이 있습니다.

명상할 때 숨을 들이마시고 내쉬는 시간을 의도적으로 늘려야 하나요? 예를 들어, 공기를 채우는 데 5초가 걸린다면, 2~3초 더 들이마셔야 하나요? 마찬가지로 내쉴 때도 조금 더 길게 내쉬어야 좋을까요?

답변 :

호흡에 간섭하지 마십시오. 개입하지 않아도 호

흡은 자연스럽게 스스로 길어질 것입니다. 그저 지켜보기만 하고, 아무것도 하지 마십시오.

이어진 질문 :

선사님, 여전히 이해가 잘 안됩니다. "자연스럽게 호흡하라."는 것과 "호흡에 간섭하지 말라."는 말은 무슨 뜻인가요? 예를 들어 자세히 설명해 주세요.

제 짧은 이해로는, 자연스럽게 호흡하라는 것이 숨을 길게도 짧게도 쉬지 말라는 의미인가요? 이에 대해 명확한 설명을 부탁드립니다.

서 있거나 의자에 앉아 있을 때는 호흡이 아주 편안합니다. 숨을 들이쉴 때 배가 자연스럽게 부풀고 배를 가득 채우는 데 약 6초 걸립니다. 기분도 매우 좋습니다. 하지만 가부좌, 특히 결가부좌로 앉아 있으면 호흡이 어려워집니다. 처음 3초 정도는 괜찮지만, 그 이후에는 무엇인가 막힌 듯 불편하고, 배에 불쾌감이 느껴집니다. 계속 호흡을 이어가면 서 있거나 의자에 앉을 때만큼 공기가 배에 차지 않습니다. 내쉴 때도 마찬가지로 처음 3초는 괜찮지만, 그 이후에는 불편함을 느낍니다. 그 상태로 계속 앉아 있으면 20분쯤 지나서 불편함이 더 심해집니다.

최근에 약간 조정을 해보았습니다. 보통 처음 3초쯤 지나 불편함이 느껴지면, 그 순간 숨을 들이쉬는 걸 멈추고 내쉬기 시작합니다. 내쉬는 중에도 불편함이 느껴지면 다시 들이마십니다. 이렇게 하다 보니 예전보다 호흡이 얕아졌습니다. 하지만 이렇게 하니 오히려 편안하고, 앉아 있는 시간도 더 길어졌습니다. 이런 방식으로 해도 괜찮을까요?

그리고 제 등은 곧게 펴지지 않습니다. 앉을 때 호흡을 편하게 하려고 등을 약간 굽히게 됩니다. 등을 곧게 펴보려고도 했는데, 처음에는 공기가 배까지 잘 들어오지 않거나, 겨우 1리터만 들어오는 느낌이었습니다. 시간이 지나면서 점점 나아지고 있긴 하지만, 여전히 불편합니다. 제대로 호흡할 수 있도록 도와주시기를 바랍니다.

답변 :

  질문자님은 말씀하신 그 모든 것들을 '하고' 있기 때문에 호흡에 간섭하고 있는 겁니다. 불편함을 느낀다면, 그저 불편하다는 것을 알아차리기만 하고 아무것도 하지 마십시오. 앉아 있을 때 호흡이 더 짧아지면, 그저 자각만 하고 아무것도 하지 마십시오. 등이 굽더라도 억지로 곧게 펴려 하지 말고, 그냥 자각만 하십시오. 시간이 지나면서 자연스럽게 펴질 것입니다.

  지금 질문자님은 지나치게 애쓰고 계십니다. 그런 이유로 저는 제자들에게 부처님의 명호를 염불하고, 호흡은 무시하라고 가르칩니다. 호흡을 관하는 행위는 대부분 내면의 '통제광'을 끌어올리는 경향이 있습니다.

  불편함이 느껴지면, 그것이 사라질 때까지 참으십시오. 마치 헬스장에 가는 것과 같습니다. 중량 운동을 하면 처음에는 아프지만, 근육을 키우기 위해서는 꼭 필요한 과정입니다.

나는 이처럼 자세한 질문도 좋습니다. 하지만 직접 오시면 훨씬 더 명확해질 것이고, 진전도 훨씬 수월해질 수 있습니다. 다가오는 선칠을 준비하기 위해, 두 시간 앉는 데 집중하시길 권합니다.

모든 분이 유념하셔야 할 점은 이렇습니다. 선칠은 각자 개인의 수준에 맞추어 '지도받는 선 훈련'입니다. 각자 자기 취향과 능력, 그리고 상황에 맞추어 훈련합니다.

질문 : 홍콩에 있는 좋은 절

저는 이제 불교 수행을 막 시작한 초심자입니다. 지난 7월, 만불성성[56]을 잠시 방문했을 때 한 도반을 통해 선사님에 대해 알게 되었습니다. 선사님의 책을 구입해서 읽었는데 정말 좋았습니다. 특히 명

---

56 선화상인이 창건한 미국 캘리포니아 우크아이아의 대규모 불교 도량(City of Ten Thousand Buddhas).

상할 때 방석을 사용하지 말라는 조언이 큰 도움이 되었습니다.

안타깝게도 저는 복이 부족하여 직접 스님을 뵐 수는 없었습니다. 최근 미국에서 홍콩으로 이주했기 때문입니다. Q&A 코너를 읽다가 스님께서 홍콩에 훌륭한 사찰을 방문한 적이 있다고 언급하신 것을 보고 매우 기뻤습니다. 혹시 홍콩에 있는 좋은 사찰을 몇 곳 추천해 주실 수 있을까요? 언젠가는 선지식을 만나 가르침을 받고 싶습니다.

답변 :

명상 수행을 즐기고 계시다니 정말 기쁩니다. 실력이 쌓일수록, 명상을 통해 더 많은 이로움을 얻게 될 것입니다. 그 선명상 책은 주로 제가 선화상인으로부터 배운 선명상의 기본적인 기법을 담고 있습니다. 선화상인은 위앙종의 조사이시기도 합니다. 또한 위앙종의 또 다른 조사이신 성일대사(聖一, Sheng Yi)에게서도 배울 수 있습니다. 성일대사의 제자들은 명상에 뛰어나며, 명예와 이익을 좇지 않습니다. 그분의 도량을 찾으려면 아래를 참고하세요.

성일법사의 도량 : 보림선사(寶林禪寺, Po Lam Monastery)
홍콩 란타우섬 둥충 지탕쯔

질문 : 집에서 수행하기

아미타불! 선사님, 집에서 어떻게 수행해야 하는지 가르쳐 주시겠습니까?

정말 수행하고 싶은 마음은 간절하지만, 무엇을 어떻게 해야 할지 모르겠습니다.

답변 :

수행하려는 질문자님의 열망이 대단합니다.

가장 좋은 방법은 먼저 유능한 대승불교의 스승이 계신 절에 가서 시간과 노력을 들여 수행하는 것입니다. 그러면 얼마 지나지 않아 구체적인 결과를 얻게 되고, 어떤 다르마가 자신에게 맞는지도 알게 될 것입니다. 그때 선지식이 집에서 어떻게 수행할 수 있는지를 알려줄 수 있을 겁니다.

이는 마치 무술을 배우고자 하는 것과 같습니다. 진짜 실력이 있는 스승에게 배우지 못하면, 잘못된 기술로 인해 성과가 없어 결국 그만두게 됩니다.

이 몇 마디가 시간을 절약하는 데 도움이 되기를 바랍니다.

질문 : 출가해야 할까요?

이유는 잘 모르겠지만, 책상에 앉아서 공부하려면 전혀 집중할 수가 없습니다. 하지만 부처님 명호를 열심히 염불하면, 제 산란한 마음이 사라집니다. 학교를 그만두고 출가해야 할까요?

답변 :

아니요. 질문자님은 아직 복이 충분하지 않습니다.

질문 : 기억을 놓아버리는 방법

우리는 어떻게 하면 우리의 기억에서 벗어날 수 있을까요?

답변 :

기억은 과거 업에 대한 결과입니다. 기억을 지우는 방법에는 여러 가지가 있습니다.

절이나 고해성사와 같은 참회법을 실천해 보십시오.

부처님의 명호를 염불하십시오.

대비주, 칠불주 등과 같은 진언을 수행하십시오.

아라한 또는 그 이상이 되십시오.

그 외에도 여기서 다 언급하지 못할 만큼 많은 방법들이 있습니다.

질문 : 조현증을 위한 명상

나무 본사 석가모니불.

선사님, 설명 부탁드립니다.

조현증이 있는 사람은 소승 명상을 해야 할까요?

답변 :

모든 형태의 불교 명상은 조현증을 다루는 데 매우 유익합니다. 다만 그 섬세함과 어려움 때문에, 가급적이면 아라한이나 그 이상의 유능한 명상 지도자의 지도 아래에서 수행해야 합니다. 또한 조현증을 비롯한 여러 정신 질환을 겪는 이들에게 간곡히 권합니다. 자신이 좋아하는 불교 사찰에 가서 삼보에 복을 심으십시오. 이는 자원봉사, 참회법회 동참, 공양 올리기 등을 통해 할 수 있습니다. 이러한 활동들이 회복에 큰 도움이 될 것입니다.

질문 : 타인의 수준과 자신의 수준

저는 오랫동안 일본 젠을 공부해 온 학생입니다. 과거에는 오늘날의 젠이 옛날의 젠과 동등하다고 생각했습니다. 그러나 그렇지 않은 것 같습니다. 최근에 어떤 지도자와 이야기를 나누었는데, 오늘날 대부분의 젠과 불교는 절대성 혹은 무생을 실현하지 못하고 있다고 말했습니다. 기껏해야 알아차림이나 유식학의 일부를 다루는 정도라고 합니다. 스님의 견해를 듣고 싶습니다.

답변 :

저는 타인을 보기보다 나 자신을 들여다보는 훈련을 받아왔습니다. 타인이 무생과 같은 높은 과위를 증득했는지는 그 사람의 일이지, 제 일이 아닙니다. 저는 오직 저 자신과 제자들의 진전에만 주된 관심을 둡니다.

거의 10년 전부터 가르치기 시작한 이래로 항상 저의 목표는 상근기를 지닌 제자라면 이번 생에서 해탈(무생)에 도달하도록 돕는 것이고, 그렇지 않더라도 복이 충분한 경우면 서방극락정토에 왕생하도록 돕는 것이었습니다.

질문 : 선정의 단계

최근 몇 주 전 선사님의 《선 지침서》를 읽은 후 혼자서 선명상을 시작했습니다. 매일 수행에 도전하는 것이 재미있습니다. 그런데 초선에 대한 질문이 있습니다.

책에서 초선의 일반적인 특징에 대해 읽었는데, 혼자 훈련할 때 내가 정말 초선에 도달했는지 확실히 알 방법이 있을까요? 이선, 삼선은 어떤가요? 삼선에 도달하면 이후에는 좋은 선지식을 찾고 싶습니다.

답변 :

저희 책에 나와 있는 수행 지침을 잘 지키고 계신다니 매우 기쁩니다. 또한 저희 웹사이트에 있는 선명상에 관한 담마토크[53] mp3 파일도 들어보시길 바랍니다. 그 안에는 개별 사례에 대해 구체적으로 설명한 부분이 많이 있습니다.

일반적으로 삼매에 들어가면, 마음은 텅 비고, 시간에 대한 감각도 잃게 됩니다. 삼매에서 나오면,

---

53 공식 웹사이트 www.chanpureland.org에서 영어법문(mp3)을 내려받을 수 있습니다.

에너지와 체력이 크게 솟아나는 것을 경험합니다.

삼매의 구체적인 단계는 반드시 유능한 스승이 판별해야 합니다. 직접 찾아가서 증명받으셔야 합니다.

그렇지만 꼭 알 필요는 없습니다. 그저 명상을 계속 이어가면서 유능한 선지식을 적극적으로 찾으시면 됩니다. 그리고 삼선(三禪)에 도달할 때까지 기다릴 필요는 없습니다. 예를 들어, 4년간 수행했으나 성과가 없던 한 수행자가, 여름 선칠에서 불과 3주 만에 삼선에 도달한 사례가 있습니다. 저희 웹사이트에 공지된 선칠 수행에도 언제든지 참여하시기 바랍니다.

질문 : 대비주[54]에 관해서

선사님, 저는 대비주를 외우고 싶지만, 시간이 충분하지 않습니다. 직장에서 외워도 괜찮을까요? 답변 기다리겠습니다. 아미타불!

---

54 '신묘장구대다라니'라고도 불림.

답변 :

물론 가능합니다. 그 진언은 사실상 어디서든, 언제든지 외울 수 있습니다.

그러나 조용한 환경에서 외우는 것이 더 좋습니다. 예를 들어, 정말로 진지하게 대비주를 꾸준히 외우고자 한다면 아침에 일찍 일어나 외우는 습관을 들이길 권합니다. 시간이 지나면 자연스럽게 익숙해져서, 줄어든 수면 시간이 전혀 아쉽지 않게 될 것입니다.

질문 : 선근(善根)

저는 2주 전부터 관세음보살님의 명호를 염송하기 시작했습니다. 앉을 때, 걸을 때, 누울 때, 서 있을 때 이렇게 네 자세에서도 아미타부처님처럼 일심으로 염불하려고 노력합니다. 늦은 밤에는 염주를 잡고 30분 넘게 염불하기도 합니다. 약사부처님을 신봉하지만, 관세음보살님의 명호에 꽤 잘 집중할 수 있습니다. 아침에는 약사진언을 염송하고, 저녁에는 관세음보살을 염불합니다. 이렇게 해도 괜찮습니까, 선사님?

저는 여러 부처님께 매우 깊은 공경심이 있습니다. 하지만 염불할 때 제 머릿속은 나쁜 생각들이 가득 차곤 합니다. 어떤 사람들을 험담하는 생각이 떠오르기도 하고, 어둡고 위협적인 영상들이 나타나기도 하며, 차마 말하기 어려운 것들도 있습니다. 다행히 저는 그것을 어떻게 다루어야 하는지 압니다. 이런 생각들과 싸우지 않고 그냥 내려놓습니다. 그저 보살님의 명호에 집중하면서 생각들이 마음을 스쳐 지나가도록 두면, 결국 저절로 사라집니다. 제 방식이 올바른 것인가요?

행주좌와 자세에서 염불할 때 삿된 생각이 일어나더라도, 부처님께서는 중생들의 무거운 업 때문에 그렇게 된다는 것을 아시기에 우리를 책망하지 않으실 거라고 믿습니다. 그렇지만 저의 부족함이 수행에 방해가 되는 것 같아 안타깝습니다. 이런 오염된 생각들을 없애려면 어떻게 해야 합니까?

또한, 석가모니 부처님의 금구성언에 따르면, 어려움에 처한 사람은 누구든 관세음보살, 지장보살, 약사여래께 기도해서 자신과 다른 중생들을 위해 도움을 받을 수 있다고 하셨습니다. 맞나요?

게다가, 선화상인께서는 《지장경》에서 "누구든 관세음보살님의 육자대명왕진언을 염송하면 지장보살님의 감응을 얻게 된다. 지장보살님께서 행복과 안정, 안락을 베풀어 주시는데, 이는 중생들이 관세음보살의 육자대명왕진언을 염송하는 것을 기뻐하시기 때문이다."라고 설명하셨습니다. 제가 이해한 것이 맞는지 잘 모르겠습니다!

답변 :

질문 순서대로 답변드리겠습니다.

네, 아주 잘하고 계십니다. 앞으로도 네 가지 자세에서 계속 노력하길 바랍니다.

공경심은 출세간 법을 닦기 위한 첫걸음입니다. 지금 겪고 계신 것은 수행할 때 흔히 나타나는 '망상'이라 불리는 것입니다. 수행할 때 원치 않는 생각들이 일어나는 것인데, 질문자님의 대처 방식은 매우 적절합니다. 그저 그런 생각에 개입하지 말고, 알아차리되 따라가지 않으면 됩니다. 그렇게 하면 망상은 점차 그 빈도가 줄어들고 결국 사라지게 됩니다.

수행 후에는 합장하고, 일어난 그 삿된 생각들에 대해 참회하십시오. "망상을 참회합니다."라고 밝히며, 부끄럽다고 느낀 생각들을 구체적으로 고백하십시오. 시간이 지나면 이런 잘못된 생각들이 잦아듭니다. 이것이 바로 '인욕 수행'입니다. 괴롭힘과 불편함을 참고 견디며 포기하지 않는 것입니다.

네, 어려움이 있을 때 부처님과 보살님들께 자신이나 다른 이를 위해 도움을 청할 수 있습니다. 예를 들어, 저도 지금까지 관세음보살님께 두 번 직접 도움을 청한 적이 있습니다.

선화상인께서는 결코 거짓을 말씀하시지 않습니다. 만약 그의 가르침에 대한 번역이 올바르다면 그 말씀은 모두 믿을 수 있습니다.

게다가, 보살님들은 우리와 달리 서로 질투하시지 않습니다. 만약 관세음보살님의 법문을 닦는다면, 지장보살님은 오히려 매우 기뻐하시고 기회가 된다면 주저하지 않고 도와주실 것입니다. 마찬가지로 지장보살님이 도와주신다고 해서 관세음보살님이 언짢아하실 일은 결코 없습니다.

질문자님의 태도와 지금까지의 성취로 보아, 선근이 확실히 있습니다! 그래서 몇 가지 더 조언을 드리고자 합니다.

염불하실 때 되도록 결가부좌 자세로 앉아보십시오.

가능하다면 30분 대신 1시간 동안 염불하도록 노력하세요.

선화상인의 책을 계속 읽으시는 것이 매우 중요합니다.

매일 30분씩 부처님께 절을 올리십시오.

가능하다면 《불유교경》에 대한 제 강설을 읽어

보십시오. 수행의 과정에 대한 보다 자세한 설명이 있습니다.

기회가 되신다면, 《영화스님의 선명상》도 보시기 바랍니다. 수행의 기초를 닦는 데에 도움이 되며, 초심자라면 누구나 가질 수 있는 기본적인 질문들에 대한 답이 들어 있습니다.

지금처럼 정진을 이어가십시오.

저는 질문자님이 자랑스럽습니다!

질문 : 파룬궁

파룬궁은 불교입니까?

답변 :

불교의 관점에서 파룬궁의 가르침은 진정한 해탈로 이끌지 못하기 때문에 외도(外道, externalist)로 분류됩니다. 진정한 불자는 단기적인 이익이나 감응을 좇기보다, 근본적으로 괴로움을 끊고 지혜를 여는 길을 추구합니다.

물론 파룬궁을 통해 도움을 받았다고 말하는 사람들이 많기에 신도가 많은 것은 사실입니다. 그러나 제 개인적인 견해로는, 같은 시간과 노력을 들여 선지식에게 배우면, 훨씬 더 빠르고 큰 이익을 얻을 수 있을 것으로 생각합니다.

질문 : 심한 욕망

저는 21세 대학생입니다. 불교를 공부한 지 반년이 되었습니다. 불교를 이해하게 되면서 제가 얼마나 많은 죄업을 지어왔는지 알게 되었습니다. 예를 들어, 어릴 때는 살아 있는 것들을 죽이는 것을 좋아했습니다. 중학교 1학년 때 TV 프로그램을 통해 많은 선정적인 이미지를 보게 되었고, 자연스럽게 더 많은 이미지를 보고 싶어졌습니다.

대학교에 진학해 가족과 떨어져 지내면서, 인터넷이 자유롭게 이용 가능해지자 상황은 더 나빠졌습니다. 음란물 사이트에 중독되었습니다. 볼수록 더 깊이 빠져들었고, 학업에 악영향을 미친다는 것을 알면서도 멈추고 싶다가도 '별일 아니야, 언젠가는 질리겠지.'라고 스스로를 속이며 계속 보았습니다.

안타깝게도 아무리 봐도 만족하지 못했고, 상황은 점점 더 심각해졌습니다.

다행히 6개월 전 불교를 만났습니다. 정토법문을 배우고 왕생 사례 영상을 보며 큰 감동을 받았습니다. 그래서 저는 부처님의 명호를 염불하고 정토에 왕생하기를 발원하며 채식을 시작했습니다.

한 달 전에는 큰일을 겪었습니다. 사촌과 사소한 일로 질투심이 생겨 다투었는데, 사촌이 저를 칼로 찔렀습니다. 칼날이 부러지면서 크게 다쳤지만 운 좋게도 살아남았습니다. 이 사건은 인생의 무상함을 깨닫게 했습니다.

하지만 현재 제 욕망은 여전히 강렬합니다. 잘 알면서도 멈출 수가 없습니다. 인터넷, TV, 신문 등 유혹이 너무 많기 때문입니다. 제 친구들도 비슷한 상황이라, 가까이 어울리다 보니 우리 스스로 제어하기가 어렵습니다. 예전만큼 심하진 않지만, 습기가 여전히 강합니다. 요즘은 한 여자를 좋아하게 되었는데, 그녀 생각을 멈출 수가 없습니다.

제 경우가 일반적으로 봐도 심각한 걸까요? 치유할 방법이 있을까요? 더 큰 선정력을 얻어 덜 휘둘리고 싶습니다. 가르침을 청합니다!

부처님 명호를 염불하면 팔십억겁 생사윤회에서 지은 죄업을 소멸할 수 있다고 하는데, 제가 지은 이번 생의 업도 염불로 지울 수 있는 건가요? 아니면 그 말씀에는 다른 숨겨진 의미가 있나요?

선사님의 지침에 깊이 감사드립니다!

답변 :

본인의 고민을 나눠주셔서 감사합니다.

질문자님은 또래 평균보다 더 잘하고 있습니다. 왜일까요? 대부분 또래는 자기 문제를 인식조차 못 하는 반면, 본인 스스로 문제를 자각하고 있기 때문입니다.

현재 겪고 있는 것은 성장통입니다. 인생 중 이 시기에 호르몬의 영향으로 행동이 좌우되는 것은 자연스러운 일입니다. 결국에는 이 시기를 넘기게 될 것입니다.

하지만 지금부터 더 단단한 기반을 마련하고 올바른 방향으로 나아가는 것도 좋습니다. 간단히 말하면, 가장 빠른 방법은 명상을 배우는 것입니다.

학생을 이끌어 줄 유능한 선명상 선생님을 찾아 지도받으십시오. 목표는 가능한 한 빨리 삼매에 들어가는 것입니다. 일단 삼매에 들어가면 욕망이 자연스럽게 줄어들고 가벼워지며, 호르몬도 더 잘 다스릴 수 있게 됩니다.

구체적으로는 최소한 초선에 도달해야 자기 통제를 더 잘 할 수 있습니다. 명상할 때 관세음보살의 명호를 염불하는 것을 권합니다. 욕망을 가라앉히는 데 도움이 될 것입니다. 또한 보살께 절하며 참회하면 업장 소멸에도 큰 도움이 됩니다.

마지막으로, 부처님의 명호를 염불하면 팔십억

겁 동안 지은 죄업을 소멸할 수 있다는 말은 사실입니다. 그러나 모든 사람이 그것을 이룰 수 있는 것은 아닙니다. 매우 높은 수준의 삼매에 도달한 사람만이 그렇게 할 수 있습니다. 하지만 우리 같은 사람들도, 꽤 많은 업장을 소멸할 수 있습니다. 자신의 삼매 수준에 비례하여 말입니다.

질문자님의 말이 맞습니다. 공짜는 없습니다! 그렇게 쉬운 일은 아닙니다. 참고로, 관세음보살님의 명호를 염불하는 것 또한 정토왕생을 보장받는 길입니다.

질문 : 결가부좌

스님께서 늘 말씀하시길, 선은 반드시 선지식의 지도를 받아야 수행할 수 있다고 하셨습니다. 제가 이해하기로는 직접적인 지도가 아니어도 된다고 알고 있습니다. 그래서 저는 감히 선명상을 하지 못하고 있습니다.

하지만 결가부좌로 앉는 것을 무척 좋아해서, 시

간이 될 때마다 앉습니다. 이제는 45분까지 앉을 수 있게 되었습니다. 그런데 결가부좌로 앉아 불명호나 진언을 염송할 때, 걸으면서 염불할 때보다 훨씬 쉽게 피곤해지는 것을 느낍니다.

이에 대해 스님의 의견을 여쭙고 싶습니다.

1. 결가부좌로 앉기만 하고 명상하지 않아도, 어떤 이득이 있을까요?
2. 결가부좌로 45분 동안 앉아 호흡을 따라가고 있다면, 그것도 명상이라고 할 수 있나요? 혹시 관련된 위험성은 없나요?

답변 :

아주 잘하고 계십니다. 걱정할 필요가 없습니다.

초심자가 혼자 선명상해도 괜찮습니다. 다만 제가 강조하고 싶은 점은, 모든 수행자에게 있어 더 큰 이익을 얻고 잠재적인 문제를 피하려면 반드시 유능한 선명상 지도자(또는 선지식)의 지도를 받아야 한다는 것입니다. 바른 기반을 세워야만 수행이 순조롭게 점점 더 높은 단계로 나아갈 수 있기 때문입니다.

가능할 때마다 결가부좌로 앉는 것은 아주 좋은 일입니다. 앉는 시간을 점차 늘려가시길 바랍니다.

또한, 경행[55]보다 결가부좌로 앉아 염불할 때 더 피곤함을 느꼈다는 것은 아주 좋은 징조입니다. 계속 이어가십시오. 그 피곤함은 결국 사라지고, 곧 결가부좌 상태에서 염송하는 것이 훨씬 편안하게 느껴질 것입니다.

질문하신 부분에 대해 말씀드리면

1. 네, 결가부좌로 앉을 때마다 헤아릴 수 없는 이익을 얻게 됩니다.
2. 결가부좌로 앉아 호흡을 따라가는 것은 명상에 해당하며, 현재 단계에서는 전혀 위험이 없습니다.

마지막으로, 가능하다면 저희 도량의 담당자와 약속을 잡고 직접 찾아오시길 권합니다. 그러면 수

---
55 걷기 명상.

행을 더 잘 도와드릴 수 있는 구체적인 방법을 전해드릴 수 있습니다. 또한 제 지도 아래서 질문자님을 이끌어 줄 멘토를 배정해 드릴 수도 있습니다.

질문 : 명상 중 호흡

저는 베트남 하노이에 사는 26세 미혼 여성입니다.

약 3개월 전부터 들이마시고 내쉬는 호흡에 계속 집중해야 한다는 생각이 자꾸 떠올랐습니다. 처음에는 제가 하는 것이 '명상'이라고 불리는 줄도 몰랐습니다.

이제는 명상에 대해 조금 알게 되었는데, 제 상황이 명상 과정과 관련이 있는 것 같습니다. 그러나 솔직히 호흡에 대해 계속 생각하고 싶지 않습니다. 그런데 마음이 왜 자꾸 호흡으로 돌아가는지 모르겠습니다.

많이 짜증나게 합니다. 그 생각을 없애고 싶습니다. 그냥 보통 사람처럼 살고 싶습니다. 즉, 들숨과 날숨을 끊임없이 생각하고 싶지 않습니다. 해결 방법을 알려주실 수 있을까요?

답변 :

질문자님의 곤란한 상황에 공감합니다. 이를 해결할 방법은 여러 가지가 있습니다. 여기서는 두 가지만 간단히 말씀드리겠습니다.

첫째, 유머러스하게 받아들이고 명상을 배우는 길을 택할 수도 있습니다. 사실 많은 명상 수행자들은 오히려 질문자님처럼 호흡을 늘 의식할 수 있기를 바란답니다. 지금 그 상태는 '호흡에 대한 마음챙김'이라고 불립니다. 명상가들에게는 매우 바람직한 상태입니다. 따라서 호흡을 세는 수행, 즉 '수식관'을 배운다면, 삶에 도움이 되는 훌륭한 기술을 익힐 수 있습니다. 이미 자연스럽게 호흡을 의식하는 이점을 갖춘 만큼 질문자님은 다른 사람들보다 한 걸음 앞선 겁니다.

둘째, 무시하는 방법을 택할 수도 있습니다. 어떻게 하면 효과적으로 무시할 수 있을까요? 바로 그런 생각들에 휘둘리지 않는 것입니다. 사실, 짜증을 내기 때문에 그 생각들이 계속 되돌아오는 것입니다. 다음에 또 그런 생각이 떠올라 괴로워질 때는, 더 이상 스스로를 괴롭히지 마십시오. 짜증내지 않으면 그 생각들은 점차 사라집니다. 참고로 이 또한 일종의 명상입니다. 바로 번뇌롭게 되지 않도록 자기 생각들을 제어하는 것입니다.

질문 : 오직 복만 닦는 수행

복만 닦고 명상을 수행하지 않아도 성자의 과위를 증득할 수 있는지 가르쳐 주십시오.

답변 :

물론, 수행을 한다는 것은 결국 성자의 과위를 증득하려는 것입니다. 다만 경우마다 차이는 있겠지만, 복만 닦는 것보다 명상 수행을 함께 하면 속도가 훨씬 더 빨라진다는 점을 이해해야 합니다.

질문 : 여러 가지 선의 종류

조사선, 여래선, 선종이란 무엇입니까?

이들 사이의 차이점과 공통점은 무엇입니까?

답변 :

선종은 중국 대승불교의 오종 가운데 하나입니다.

이에 대한 자세한 내용은 제가 강설한 여러 경전 강의에서 찾아볼 수 있습니다. 간단히 말씀드리면

조사선(祖師禪, The Patriarch's Chan)은 대승불교의 조사들이 전해온 선으로, 우리의 깨달음을 돕는 데 목적이 있습니다.

여래선(如來禪, The Tathagata's Chan)은 부처님께서 직접 수행하신 것입니다.

질문자님이 선을 배우고자 한다면, 조사선에서부터 시작하는 것이 좋습니다.

질문 : 정토

정토법문(淨土法門)이란 무엇인가요?

답변 :

정토 수행자들은 서방 극락정토에 왕생하는 것이 해탈에 이르는 가장 빠르고 적합한 길이라고 믿습니다. 그래서 진심으로 그곳에 태어나겠다는 서원을 세웁니다.

그 후 왕생의 복을 짓기 위해 경전을 외우고, 부처님의 명호를 염불하고, 부처님께 절하고, 진언을 수지하는 등 다양한 수행을 합니다.

질문 : 결가부좌와 통증

저는 스님의 선명상 책에 나온 지침에 따라 수행하고 있습니다. 결가부좌 자세를 취하지만 무릎이 바닥에 평평하게 닿지 않습니다. 허리와 다리에 힘을 주어 억지로 눌러 바닥에 닿게 할 수는 있지만, 그러면 통증이 생깁니다. 그렇게 하더라도 여전히 앉을 수 있고, 이전과 같이 오랫동안 버틸 수 있습니다.

답변 :

그렇게 약간 억지로 앉는 것도 나쁜 방법은 아닙니다. 원한다면 그대로 하셔도 됩니다. 그렇게 하면 다리가 더 빨리 바닥에 닿을 수 있습니다. 고통이나 불편함을 견디는 만큼 다리의 근육과 힘줄이 더 빨리 풀리고 이완됩니다.

다만, 대부분의 일반 수행자들은 같은 결과를 얻기 위해 다른 방법을 씁니다. 그냥 꾸준히 앉는 것입니다. 시간이 흐르면 기가 점점 강해지고, 다리는 자연스럽게 유연해져서, 결국 바닥에 닿게 됩니다. 그때까지는 너무 신경 쓰지 마세요.

질문 : 보살이 되고 싶은 욕망

저는 명상을 해보았습니다. 그러나 하루에 30분 정도로는 깨달을 수 없을 것 같습니다. 제 마음은 망상으로 가득 차 있습니다. 제가 의지할 수 있는 유일한 희망은 타력(他力), 즉 아미타부처님과 보살님들뿐입니다. 극락에 왕생하여 보살이 된 뒤 중생을 제도하기 위해 돌아오고 싶습니다.

아침과 저녁에 어떻게 수행해야 할까요?

답변 :

이 질문은 다소 모호하여 질의응답 코너에서 다루기 어려운 부분이 있습니다만, 노력해 보겠습니다.

질문자님은 정토불법에 대해 어느 정도 공부하신 것으로 보입니다. 그러나 우선 자료의 출처를 확인하여 신중히 선택하셔야 합니다. 예를 들어, 인터넷에는 회의론자들이나 맹신자들의 글도 많지만, 그런 내용은 신뢰할 만한 권위가 없습니다.

불교의 조사들과 같이 신뢰할 만한 자료를 참고하시는 게 좋습니다. 특히 선화상인이 남기신 글을 추천합니다. 또한, 정토왕생이 매우 쉽다고 주장하는 사람이나 스승들을 경계하시기 바랍니다. 지난 몇 년간 정토법문을 가르쳐 온 제 경험에 비추어볼 때, 실제로는 그렇게 간단하지 않습니다.

결론적으로, 좋은 스승님의 지도하에 올바른 자

료를 접하고, 지도를 받으셔야 합니다. 대부분 사람에게는 올바른 법과 잘못된 법을 구별하기가 쉽지 않기 때문입니다.

가능하다면 저희의 불칠에 참여하시기를 권합니다. 거기서 정토의 원리와 바른 염불 수행법을 배울 수 있습니다. 이렇게 처음부터 현명한 투자를 한다면, 훗날 큰 결실을 얻으실 수 있습니다.

질문 : 다른 사람이 더 많은 복을 얻는 것

선사님, 제 딸은 1991년에 12살 나이로 미국에 왔습니다. 지금은 약사로 일하고 있는데, 재능은 있지만 덕이 부족합니다. 다른 사람을 돕기보다 자기 이익을 얻는 데에만 더 마음을 씁니다. 딸은 부처님이나 인과를 믿지도 않습니다.

저는 딸을 진심으로 사랑하지만, 때로는 매우 실망스럽게 느낍니다. 그녀의 다음 생이 몹시 걱정됩니다. 저는 자주 대비주를 외우고, 보시를 실천한 뒤 그 공덕을 딸에게 회향해 줍니다. 또 딸을 대신해 참회하고, 곧 삼보를 믿고 부처님의 가르침을 일상에서 실천하여 미래 생을 위한 복을 쌓기를 기도합니다. 이렇게 하는 것이 딸을 돕는 바른 방법일까요? 부디 지도를 부탁드립니다.

또한 수행하고 다른 이에게 공덕을 회향할 때, 그 차이가 있는지도 궁금합니다.

감사드립니다.

답변 :

따님에게 재능은 있지만 덕이 부족한 문제는 사실상 질문자님에게서 배운 것입니다. 보통 부모들은 자녀가 재능과 기술을 익히는 데에만 지나치게 집중하고, 도덕을 소홀히 하기 쉽습니다.

많은 이들이 깨닫지 못하는 사실은, 금전적 이익이나 사회적 지위는 단순히 지능이나 기술만으로 얻어지는 것이 아니라, 이전 생에서 지은 복의 결과라는 점입니다. 많은 천재들이 가난 속에서 생을 마감하는 사례가 바로 그 증거입니다.

딸을 위해 공덕을 회향하고 딸을 대신해 참회하는 것은 모두 좋은 일입니다. 그러는 가운데 점차 딸을 돕는 더 효과적인 방법들을 배우게 될 것입니다.

딸을 변화시키고 싶다면 먼저 자신이 더 큰 덕을 쌓아 변화해야 한다는 것이 무엇보다 중요합니다. 왜냐하면 오직 도덕만이 현대인을 변화시키고 교화할 수 있기 때문입니다.

캘리포니아에 오셔서 저희와 함께 수행하시면, 이 주제에 대해 더 자세히 말씀드릴 수 있습니다.

질문 : 왕생 염불에 대한 의심

저는 단지 부처님의 명호를 염불하는 것만으로 정토에 왕생할 수 있다는 말이 쉽게 믿어지지 않습니다. 제 동생은 경전들이 변조되었고, 왕생에 관한 영상은 전문 배우들을 써서 연출한 것이라고 말합니다.

답변 :

그렇게 의심하는 것은 당연한 일입니다. 저라도

질문자님처럼 참고한 자료의 출처가 신뢰할 만한지 먼저 확인했을 것입니다.

저는 개인적으로 믿습니다. 왜냐하면 저의 스승이셨던 선화상인께서 그렇게 말씀하셨기 때문입니다. 그분은 저나 그 누구에게도 불교에 관한 거짓말을 한 적이 없었습니다.

게다가 저는 불교의 원전인 대장경을 참고합니다. 대장경은 불교의 모든 전문가 사이에서 부처님의 가르침으로 의심할 여지가 없는 권위 있는 문헌으로 인정받고 있습니다. 질문자님도 대승에 복을 더 심다 보면, 자연스레 믿음이 생기게 될 것입니다.

질문 : 정법은 어디에 있나요?

(영화스님께서 어느 원로스님의 가르침에 대해 언급한 것과 관련하여) 선사님의 평가에 동의합니다. 대승과 소승은 서로 다른 두 길입니다. 그렇다면 저희 불자들은 어떻게 해야 할까요? 석가모니 부처님의 정법은 어디서 찾을 수 있을까요?

답변:

　대승과 소승은 본래 하나이며 같은 길입니다. 아직 이해하지 못한 스승이나 수행자들이 다르다고 여깁니다. 그렇다면 평범한 수행자인 여러분은 무엇을 해야 할까요? 아주 좋은 질문입니다. 질문자님을 위해 평소보다 좀 더 자세히 설명하겠습니다.

　대승을 수행하기로 결심해야 합니다. 소승은 '반쪽짜리 가르침[56]'이라고 불리며, 완전하지 않다는 뜻입니다. 이제 알게 되었으니, 어찌 부처님의 전체 가르침 중 일부만으로 만족할 수 있겠습니까?

　덜한 것으로 만족하는 사람들은 복이 부족하기 때문입니다. 그러므로, 같은 실수를 반복하지 마십시오. 대신, 대승의 복을 심을 기회를 찾으십시오. 그리고 끊임없이 대승의 공덕을 지으십시오.

　동시에 대승의 스승님들을 찾아야 합니다. 다시 말해, 직접 찾으려고 노력해야 합니다. 온갖 방법을 다해 찾아본다면, 나중에 그런 분을 만났을 때 그

56　반자교(半字敎).

분도 기꺼이 가르쳐 주시려 할 것입니다. 일단 대승의 복이 충분히 쌓이면, 유능한 대승의 스승들을 만나게 될 것입니다.

29. 진전의 확인

저는 이번 생에서 깨달음을 얻는 가장 빠른 길이 선이라고 느끼기 때문에 선을 수행합니다. 저는 수행을 좋아하지만 방법을 모르는 사람들을 많이 만났기 때문에 선을 가르칩니다. 예를 들어, 오랫동안 명상을 수행했지만 제자리에 머무르는 사람들이 많습니다. 그리고 그런 분들이 자신이 진전하지 못하고 있다는 사실조차 깨닫지 못하는 것을 보면 안타깝습니다.

인생에서 가치 있는 모든 일이 그렇듯이, 앞서 나아가려면 고된 노력과 개인적인 희생이 필요합니다.

기억해야 할 점이 있습니다. 스스로 더 열심히 하라고 독려하고 있나요? 계속해서 더 많이 희생하고 있습니까?

예를 들어, 색계의 가장 높은 단계인 사선에 도달한 사람을 생각해 보십시오. 색계에서 무색계로 도약하는 것은 절대 쉽지 않습니다. 엄청난 피와 땀을 흘려야 합니다. 그러므로 이전과 같은 정도의 노력만 한다면 앞으로 나아가기 어렵습니다.

반대로, 좋은 느낌을 기대하며 수행한다면 그것은 '탐욕스러운 선'입니다. 필연적으로 올 아픔과 불편함이 두려워 마지못해 결가부좌 자세로 앉는다면, 그것은 '투덜거리는 선'입니다.

선명상은 아무런 기대 없이 해야 합니다.

선명상은 일상 속 루틴처럼 해야 합니다. 먹고 자야 한다는 필요성에 의심하지 않듯, 명상의 필요성도 의심해서는 안 됩니다. 신체적·정신적 건강을 유지하려면 선명상은 필수입니다. 그만큼 중요합니다. 다음으로, 계속 진전하고 싶다면, 더 많이 투자해야 합니다. 더 열심히, 더 지혜롭게 수행하고, 더 많은 희생을 해야 합니다.

선 수행자에게 있어 가장 중요한 노력 중 하나는 선지식을 찾고 친근하는 것입니다. 언제나 선지식을 찾고자 눈과 귀를 열어놓아야 합니다. 누군가에 대해 들었다면 반드시 직접 찾아가 지침을 청해야 합니다. 자신의 성의를 보일 노력도 하지 않는다면, 그릇이 되지 않아 가르침을 받을 수 없습니다.

선지식을 친근할 수 있다면, 그 가르침과 도움에 대한 더 깊은 감사함을 배워야 합니다. 세속적인 지식은 습득하거나 살 수 있겠지만, 출세간의 지식은 반드시 진심과 감사함으로 얻어내야 합니다.

감사함은 선지식의 거친 말을 참고 견딤으로써

드러낼 수 있습니다. 스승은 여러분의 강한 아상을 깨뜨리기 위해 때로는 받아들이기 힘든 말을 해야만 합니다.

진실함은 피와 땀으로 드러납니다. 반드시 구체적인 행동으로 나타나야 합니다. 그렇지 않으면 단지 머리로만 하는 선에 불과합니다. 선지식 밑에서 공부할 수 있다면, 정해진 일정(일반적 지침)을 따르면서, 주어진 개별 지침을 따르면 됩니다.

유능한 선지식은 언제나 제자의 이익을 마음에 품고 있습니다. 그러므로 그런 지도 아래 수행할 복이 있다면, 자연스럽게 계속 진전하게 됩니다.

저의 제자들 중 일부는 여러 이유로 저에게 실망했습니다. 그들의 자아가 감당할 수 없을 만큼 건드려졌기 때문입니다. 이후 그들은 다른 절로 떠났습니다. 선지식을 찾으라는 저의 가르침에 따라 그렇게 한 것입니다.

하지만 이들이 너무 성급히 떠난 일은 잘못입니다. 선지식은 스스로 더 이상 진전하도록 도울 수 없다고 판단되면, 절대 붙잡지 않습니다. 그렇게 느끼면 선지식은 반드시 제자에게 알려주거나 다른 선지식을 소개할 것입니다.

생각해 보십시오. 여러분이 정말 선지식을 알아볼 수 있을까요? 그분들을 평가할 수 있을까요? 물론 그렇지 않습니다! 그렇기 때문에 일단 선지식을 찾았다면, 그가 다른 스승을 소개할 때까지 어떤 일이 있어도 함께해야 합니다. 충성심은 복을 더해주는 덕목입니다. 스승을 배신한다면 다른 선지식들도 여러분을 받아들이지 않을 것입니다.

자신이 진전하고 있는지 가늠할 수 있는 몇 가지 단서가 있습니다. 다음 선정 단계에 도달하면 건강이 좋아집니다. 체력이 크게 늘고, 유연성이 생기며, 병이 줄어듭니다. 또한 높은 단계에 도달하면 많은 것들을 자연스럽게 내려놓을 수 있습니다. 예를 들어 초선에 도달하면 음식, 수면, 성욕에 대한 탐욕이 줄어들고, 걱정도 덜하게 됩니다.

자신의 체험을 확인받기 위해 선지식을 찾는 것

도 나쁘지 않습니다. 이를 '증명'이라 합니다. 그러나 모든 선지식이 여러분을 증명할 수 있는 것은 아닙니다. 예를 들어, 출가자가 잘 알지도 못하면서 증명했다가는 바로 지옥행입니다. 따라서 여러분이 증명을 받았다면, 그것은 대단한 선물입니다.

진전한다는 것은 더 나은 사람이 된다는 뜻입니다. 더 친절해지고, 인내심이 많아지며, 번뇌가 줄고, 더 겸손해집니다. 남의 잘못 보다는 자기의 허물을 더 살피게 됩니다.

마지막으로, 좀 더 기술적인 면을 보겠습니다. 수행에서 안정적인 진전을 확실히 하려면, 주의를 기울여야 할 네 가지 일반적인 측면이 있습니다.

우선, 복을 쌓아야 합니다. 다음 장에서 자세히 설명합니다.

둘째, 덕을 더 갖춰야 합니다. 특히, 나쁜 습관을 버릴 수 있어야 합니다.

셋째, 인내심을 기르십시오. 예를 들어, 인내를

갖고 더 오래 앉을 수 있나요?

　넷째, 더욱 정진하십시오. 더 열심히, 더 노력해야 합니다.

　안정적인 진전을 확실하게 하려면, 위 네 가지를 실천해야 합니다.

30. 복 쌓는 일의 중요성

지속적인 진전을 이어가는 확실한 방법 가운데 하나는 체계적으로 복을 쌓는 것입니다.

한번은 아주 의욕적인 사미승이 있었습니다. 이 사미승은 빨리 깨달음을 얻어 더 많은 중생을 돕고 싶어 했습니다.

그래서 출가한 뒤, 사부에게 온종일 명상만 하게 해달라고 청했습니다. 그리고 만약 허락받지 못하면 떠나겠다는 뉘앙스까지 풍겼습니다.

스승은 말리려 했지만, 사미승은 말을 듣지 않았습니다. 결국 종일 명상할 수 있도록 허락받았습니다.

그러나 안타깝게도 그렇게 할 수가 없었습니다. 처음에는 큰 병에 걸려 오랫동안 앓았고, 회복한 후에도 이 일 저 일에 자주 휘둘려 집중하기가 매우 힘들었습니다.

결국 3년 동안 별다른 성과 없는 명상만 시도하다가, 마침내 포기하고 스승에게 돌아갔습니다. 그리고 정상적인 승가 훈련을 거쳤고, 훗날 깨달음을 얻었습니다.

우리의 승가 훈련 과정에서는, 사미승들은 명상하기 전, 먼저 사찰과 대중을 위해 일하고 봉사하는 과정을 거치도록 합니다.

중국에서 출가를 준비하는 사람들도 보통 몇 년간 사찰에 머물면서 일을 돕습니다. 출가 전 복을 쌓는 일이 꼭 필요하다는 것을 알고 있기 때문입니다.

보통 사람들은 수행하기 위해 복을 쌓아야 한다는 사실을 잘 이해하지 못합니다.

상류층 모임에 들어가려면, 큰돈이 필요하듯, 수행의 문에 들어서려면 많은 복이 필요합니다. 그리고 선지식의 지침을 이해하려면 심지어 훨씬 더 많은 복이 필요합니다.

그렇습니다! 복이 있으면 가르침을 곧장 받아들일 수 있겠지만, 복이 없다면 아무리 들어도 이해하지 못합니다. 그래서 대승에서는 제자들에게 가장 먼저 보시행부터 가르칩니다. 자신의 시간과 재물, 노동을 끊임없이 보시하여 복을 더 지어야 합니다.

궁극적인 목표에 도달하기 전까지는 복이 부족하다는 것을 이해해야 합니다. 희망적으로는 수승한 지혜를 얻기 전까지 말입니다. 복이 부족하기 때문에 아직도 도달하지 못한 것입니다!

31. 아, 그래요?

　한 선사가 마을 변두리에 토굴을 지었습니다. 특별히 지침이나 도움을 베풀지 않았음에도, 시간이 지나자 마을 사람들은 그에게 공양을 올리러 오기 시작했습니다. 특히 한 부유한 상인이 자주 가족을 데리고 와서 마당일을 돕고, 주변을 청소하며, 음식과 생필품을 제공하곤 했습니다.

　그 상인에게는 딸이 있었는데, 하인과 부적절한 관계를 맺게 되었고, 곧 임신 사실을 알게 되었습니다. 딸이 그 사실을 연인에게 알리자, 그는 곧 도망쳐 버렸습니다.

딸은 아버지에게 자기 잘못과 임신 사실을 고백했고, 아버지는 정절을 망가뜨린 자가 누구냐고 물었습니다. 딸은 그 선사 때문이라고 말했습니다. 상인은 딸을 데리고 토굴로 가서, 선사를 불러 세워 부도덕한 행위라고 몰아세웠습니다. 선사는 그저

"아, 그래요?"

라고 답했습니다. 상인은 크게 화나서 떠났고, 그 '악한 스님'에 대한 모든 후원도 끊어버렸습니다.

예상대로 소문이 퍼졌습니다. 많은 마을 사람들이 찾아와

"그 처녀를 유혹했다지요?"

라며 따져 물었습니다. 선사는 여전히

"아, 그래요?"

라고만 했습니다. 결국 마을 사람들 모두가 그 선사의 수행을 돕는 일을 그만두었습니다.

그 처녀가 사내아이를 낳자, 상인은 그 아이를

토굴로 데려가 선사에게 책임지고 기르라고 했습니다. 선사는 이번에도

"아, 그래요?"

라고 했습니다. 세월이 흘러, 선사는 아이를 정성껏 길렀고, 아이는 잘생긴 청년으로 자라났습니다.

어느 날, 아이의 엄마는 근처를 지나다 아들을 얼핏 보게 되었고, 감정이 북받쳐 집으로 돌아가 아버지에게 거짓말을 고백했습니다.

상인은 곧바로 딸을 데리고 가서, 둘 다 눈물을 흘리며 무릎을 꿇었습니다. 상인은 이마를 땅에 부딪치며 절하면서, 큰 잘못을 저질렀다며 용서를 빌었습니다. 선사는

"아, 그래요?"

라고 말했습니다.

결국 이야기는 좋은 결말로 끝납니다. 아이는 어머니와 할아버지와 함께 살게 되었고, 선사의 명예는 회복되었습니다. 마을 사람들은 선사님의 덕행을 칭송하며 다시 찾아와 후원했습니다.

"아, 그래요?"라는 말은 따르는 이들에게 만트라가 되었습니다. 사람들은 마침내 선사가 가르치고자 했던, '어떤 것도 그리 중요하지 않다.'라는 것을 이해했습니다.

사실, 그 선사님은 이미 깨달음을 얻었기 때문에 치욕과 고난을 담담하게 견딜 수 있었습니다. 칭찬 받든, 모욕과 비방을 당하든, 그의 답은 늘 같았습니다. "아, 그래요?" 그가 자아를 비우지 않았다면 그렇게 반응할 수 없었을 것입니다.

저는 처음에 선화상인의 가르침을 읽었을 때, 이런 조언에 꽤 당황스러웠습니다. "오해받을 때 스스로 해명하지 말라." 이 조언은 모든 일반적인 상식과는 정반대입니다. 하지만 이 "아, 그래요 선사"의 이야기를 읽고 나서야, 오해받아도 해명하지 않는 그 놀라운 지혜의 뜻을 이해할 수 있었습니다.

혹 이 말에 동의하지 않으시더라도, 직접 확인할 때까지 꾸준히 명상을 이어가 보십시오!

32. 마트에 가는 것도 선이다

우리는 종종 명상 지도자들이 "차를 마시는 것도 선이다, 장을 보러 가는 것도 선이다."라고 말하는 것을 듣습니다. 그런데 제게는 좌선하지 않으려는 핑계처럼 들립니다. 장 보러 가는 게 곧 명상이라면, 굳이 앉아서 명상할 필요가 있을까요?

제 출가한 제자는 어느 날 아침에 일어나서 차를 한 잔 마시러 갔습니다. 그 스님은 5분쯤 더 기다렸다가 도반 사미승을 깨워 4시에 새벽 예불을 시작해야겠다고 생각했습니다. 그래서 혼자 앉아 차를 홀짝였는데, 벽시계를 보니 무려 50분이 지나 있었습니다! 시계가 고장 난 것이 아니라, 50분 동안 삼매에 들어가 있었던 것입니다. 결가부좌로 앉지 않고도 삼매에 들어간 것입니다!

이런 일이 가능했던 것은 사찰의 평화로운 환경과 그가 이미 결가부좌와 선칠 수행으로 훈련을 마쳤기 때문입니다. 참고로 이 스님은 이미 무색계의 상위 단계에 있었습니다.

진정한 공력이 없다면, 차를 마시는 것을 두고 선이라 말하는 것은 건방진 일입니다. 명상하는 방법을 제대로 몰라서 선이 차를 마시는 것과 다를 바 없다고 착각하는 것뿐입니다.

이론적으로, 움직일 때든 고요히 앉아 있을 때든 삼매에 들어갈 수 있습니다.

우리는 모두 움직임이 없는 삼매 상태에 대해 잘 알고 있습니다. 앉아 명상하다가 삼매에 들어갈 수 있습니다. 이때는 몸이 멈추고, 마음은 텅 비며, 시간 감각도 잊어버립니다.

움직이면서 삼매에 들어가는 경우도 있습니다. 이것은 보다 얕은 형태의 삼매로, 마음이 오직 당장 하는 일에만 집중하고 텅 비지는 않습니다. 예를 들어, 골프 선수가 샷에만 온전히 집중하면서 관중의 소음, 바람, 주변 조건들을 모두 잊는 경험이 바로 그것입니다. 하지만 그렇다고 골프가 선이라고 주장하지 맙시다!

사실, 걷거나 골프채를 휘두르는 것과 같은 다른 자세보다도 앉아 있을 때 삼매를 계발하기가 훨씬 더 쉽습니다. 즉, 진정으로 삼매를 계발하고 싶다면 좌선부터 시작하는 것이 더 좋습니다. 일단 삼매의 힘이 있으면, 움직이면서도 자연스럽게 삼매에 들어가는 능력이 생깁니다. 그러나 일부 진정한 선사들도 시장 가는 것도 선이라고 말합니다.

그게 무슨 의미일까요? 그분들이 지금 곁에서 직접 설명해 주실 수 없으니, 제가 대신 해보겠습니다. 저는 일단 제자들이 대가를 치르고 고된 노력을 기울여서, 선을 어떻게 수행하는지 이해한 뒤에야 선이 단순히 좌선에만 국한되지 않음을 일러줍니다. 선명상이 오로지 좌선에만 한정된다면, 우리는 깨어 있는 대부분의 시간 동안 앉아 있지 않으니 선명상은 무용지물이 돼버릴 것입니다. 그래서 걷거나 움직일 때도 선 수행을 계속할 수 있도록 배우는 일이 중요합니다. 예를 들어, 걷다가 개 짖는 소리에 마음이 동요된다면, 그 번뇌에 주목하되 휘말리면 안 됩니다. 대신, 배꼽을 향해 염불하면서 번뇌에서 벗어나야 합니다. 이것이 '걷는 선'입니다.

마찬가지로, 마트에 갔을 때 아름다운 여성, 또는 잘생긴 남자를 보게 되더라도 곁눈질하면 안 됩니다. 오히려 아예 보이지 않은 것처럼 마음이 동요하지 않도록 훈련해야 합니다. 이를 '보되 보지 않는 것'이라 하며, 이는 삼매 속에서 외부 자극에 대응하는 법입니다.

마지막으로, 계속해서 노력하고 선의 기술을 완

성하면, 마침내 마스터의 경지에 도달하게 됩니다. 그때는 선을 수행하지 않는 순간이 단 하나도 없습니다. 이러한 최고의 대가들은 앉아 있을 때, 누워 있을 때, 서 있을 때, 걸을 때 등 네 가지 자세에서 항상 삼매에 있습니다.

그러므로 다음번에 누군가 쇼핑하러 가는 것이 선이라고 주장한다면, 그 사람을 잘 살펴보십시오. 허세일 가능성이 큽니다. 선을 이해하는 사람들은, 특히 묻지도 않았는데, 과시하기 위한 그런 말을 잘 하지 않기 때문입니다. 만약 그 사람이 신뢰할 만하다면, 그는 아마 훌륭한 선지식 밑에서 배우고 있거나, 아니면 그가 바로 여러분의 선지식이어야 할 분입니다.

그 경우 그의 스승님이 누군지 꼭 확인해 보시기를 바랍니다.

33. 신심의 도약

여러분에게 복이 충분하다면, 적절한 신심이 있을 것입니다. 신심이 있어야, 더 큰 복을 지을 수 있습니다. 그건 어떤 종류의 신심일까요?

스승에 대한 믿음, 즉 스승의 지침에 대한 믿음입니다.

혼란스럽거나 정체상태라면, 그건 자신을 얽매

고 혼란스럽게 만드는 어떤 것들을 하고 있기 때문입니다. 그때 무엇을 해야 벗어날 수 있는지 아는 눈 밝은 선지식의 도움을 받는 것이 훨씬 더 효율적입니다. 그래서 선지식의 지침을 실행해야 하는 것입니다.

선가에서 전해지는 일화를 보면, 제자에게 백 척 장대 위에 오르라고 한 후, 거기 도달하면 허공에 발을 내디디라고 합니다. 이런 것이 '신심의 도약'입니다.

심신의 도약은 여러분의 상상만큼 두려운 일이 아닙니다. 왜일까요? 장대 꼭대기에 도달했다는 것은, 그 선지식은 이미 여러분을 먼 길까지 이끌어 주었으니 신뢰할 수 있다는 증거입니다. 그때까지 그분의 지침이 얼마나 유익한지 충분히 확인할 기회가 있었을 것입니다.

만약 배우는 도중에, 선지식이 나를 더 이상 도와줄 수 없다는 것을 알게 된다면 어떨까요? 그런 일이 부처님께도 일어났습니다. 부처님께서 출가하신 뒤, 곧바로 유명한 스승을 찾아가 공부하셨습니다. 그 스승은 칠정에 도달해 있었는데, 부처님께서는 금세 그 단계에 이르렀고, 자신이 스승과 같은 단계임을 알게 되셨습니다. 부처님께서는 1년 동안 그곳에 더 머물며 제자들을 가르치는 일을 곁에서 도우셨습니다.

그 후 팔정에 이른 또 다른 유명한 스승을 찾아갔지만, 역사는 반복되었습니다. 금세 그 스승의 단계에 도달했지만, 역시 떠나시기 전 1년 동안 제자들을 돕고 머무르셨습니다.

여러분도 그렇게 해야 합니다. 자신도 스승님이 아는 만큼 안다고 확신하면, 그때 더 나은 스승을 찾아야 합니다. 그런데 그 스승이 여러분을 계속 붙잡아 두려 한다면, 그가 깨달은 것은 선지식이 아니라는 하나의 징표가 될 것입니다.

여러분이 남아서 인내심 있게 돕는다면 그게 여러분의 수행 이력에 긍정적으로 남습니다. 충성심도 덕이고, 감사의 마음도 덕입니다. 단지 감사한 마음을 표하기 위해서 도우면 됩니다.

중국에는 이런 말도 있습니다.

"하루 동안 가르침을 받았다면, 그 은혜를 갚으려면 평생 스승님을 어깨에 모시고 다녀야 한다."

감사할 줄 아는 태도는 스승님에게 좋은 인상을 남기고, 앞으로 만날 스승님들에게도 여러분의 위상을 높여줄 것입니다.

34. 선어록

선을 더 깊이 이해하게 해줄 주목할 만한 이야기를 몇 가지 나눠보겠습니다.

* * * * *

누군가가 한 선사를 사기꾼이고, 거짓말쟁이라고 비난했습니다. 선사는 이렇게 답했습니다.

"그건 나도 오래전부터 이미 알고 있었지! 자네는 언제 알았는가?"

오직 미혹한 사람만 판단하고 비난합니다. 이처럼 도를 이룬 수행자에게는 타인의 의견이 거의 중요치 않습니다.

* * * * *

비난을 초월한 사람이 말하길,
"군자만이 남을 꾸짖을 수 있겠지만, 군자라면 그렇게 하지 않는다."

왜 다른 사람들이 자신에 대해 뭐라고 생각하고, 뭐라고 말하는지 걱정합니까? 옳은 일을 하되, 진정으로 좋은 일을 하기로 결심했다면 응당 큰 대가를 치를 각오를 하십시오.

* * * * *

조주선사[57]는 60세에 선 공부를 시작했습니다.

---

57 조주선사(778~897) : 당나라 고승으로, 임제종의 대가. 특히 '무(無)'자 화두로 알려짐.

선사는 80세가 되어서야 깨달음을 얻었고, 이후 40년 동안 선을 가르쳤습니다.

제자 : "스님은 마음을 비워야 한다고 하셨습니다. 제 마음에는 아무것도 없습니다. 이제 무엇을 해야 합니까?"

조주선사 : "그걸 버리게."

제자 : "아무것도 없는데 어떻게 버립니까?"

조주선사 : "버릴 수 없다면 짊어지게. 몰아내고, 비워내게. 하지만 내 앞에서 마음에 아무것도 없는 채 서 있지는 말게."

선을 수행하는데 결코 늦은 때는 없습니다. 정말로 이해했다면 반드시 무언가를 실천으로 옮길 것입니다.

* * * * *

다음 인용은 중국 임제종의 개조[58]인 임제선사[59]의 말씀입니다.

"어찌 그리 급해서 사자의 가죽을 걸치려 하는가? 사실은 여우처럼 요란하게 있으면서! 진정한 대장부는 진정한 대장부인 양 뽐낼 필요가 없네!"

진실하십시오. 다른 사람에게 인상을 남기려 애쓰지 마십시오.

* * * * *

임제선사의 또 다른 어록입니다.

"학생이 쇠사슬을 차고 [그저 그런 혹은 가짜] 스승 앞에 나아가면, 그 스승은 또 다른 사슬을 학

---

58 창시한 조사.
59 임제선사(?-866) : 당나라 선승으로, 임제종의 개조. 조사선을 크게 발전시킴.

생에게 걸어준다. 그런데 학생은 기뻐한다. 스승도 제자도 분별력이 없는 것이다. 도를 따르는 자들이여! 참된 뜻은 매우 어려운 것이며, 불법은 심오한 미스터리이다. 그러나 이해하고 나면 미소 짓게 된다.

형상이 없더라도 빛은 스스로 빛난다. 하지만 학생들은 믿음이 부족해서, 이름과 구절에 집착하여 그 뜻을 파헤치려 한다. 그들은 오십 년이 넘도록 몸뚱이와 지팡이, 보따리를 지고 이리저리 뛰어다닌다."

유유상종입니다.

* * * * *

임제선사의 마지막 어록입니다.

"요즘 학인들은 법을 알지 못한다. 염소처럼 눈에 보이는 대로 들이받고 갉아댄다. 하인과 주인, 손님과 주인도 구분하지 못한다."

우리와 같은 문제를 겪고 있는 것으로 보입니다. 먼저 정법을 듣고 배워야만 합니다. 그래야 올바른 기준이 생기고, 삿된 가르침을 구분할 수 있습니다. 먼저 조사들의 가르침에 의지하십시오.

* * * * *

일본 젠 마스터들은 종종 깨달음을 '어두운 밤하늘에 밝게 빛나는 달'에 비유하고, 젠의 가르침은 마치 "그 달을 가리키는 손가락과 같다."라고 말합니다. 하지만 많은 사람이 그 위대한 달을 바라보지 않고, 집요하게 손가락만 빨고 있습니다.

저는 개인적으로 이런 달의 비유를 좋아하지 않습니다. 처음 젠을 접했을 때, 비유를 사용한 표현에 아주 혼란스러웠기 때문입니다. 저는 가르침 속에서 과도하게 이미지화하는 것은 혼란을 초래한다고 느낍니다. 효과적인 선명상 지침은 매우 명확하고 단순해야 한다고 봅니다.

* * * * *

마조선사가 어느 스님에게 말했습니다.

"스님이 지팡이를 갖고 있으면, 저는 그걸 스님께 줄 것이고, 스님이 지팡이가 없으면, 제가 그걸 빼앗을 겁니다."

이해하셨나요? 못 했나요? 저도 못 했습니다! 괜찮습니다! 그 두 사람의 문제니까요. 왜 다른 사람 일을 이해하려 합니까? 자기 일이나 챙기세요!

* * * * *

동산선사[60]가 말씀하시길, "네 가지 은혜(부모, 스승, 나라, 삼보)와 삼계(욕계, 색계, 무색계)의 빚을 갚지 않는 사람이 있는가?"

아무도 대답하지 않았습니다.

선사가 이어 말했습니다.

---

60 동산선사(807-869) : 당나라 선승으로, 조동종의 개조. 조동종은 후에 일본 소토 젠의 뿌리가 됨.

"이 뜻을 이해하지 못한다면, 시작과 끝의 어려움을 어떻게 초월할 수 있겠는가? 마음이 접하는 어떤 것도 붙잡아서는 안 된다. 걸음을 옮길 때마다 어디에도 있지 말거라. 만약 이걸 끊기지 않게 계속할 수만 있다면, 반드시 감응을 얻을 것이다. 그러니 열심히 수행하고, 나태하게 세월을 보내지 말거라."

부모와 조상께 효도해야 합니다. 외부 자극에 접하더라도 마음이 흔들리지 않도록 자신을 훈련하십시오. 최소한 몸을 움직이지 마십시오. 아직도 당신을 놀라게 할 수 있는 게 있나요? 더 많은 뜻이 있습니다. 여러분 생각은 어떤가요?

* * * * *

백장선사[61]가 말씀하시길, "모든 언설[62]은 단지 병을 치료하기 위한 처방일 뿐이다. 병이 같지 않으니 처방도 같을 수 없는 것이다. 그래서 때로는 부처가 있다고 하고, 때로는 부처가 없다고 하는 것이다. 참된 말이란 병을 낫게 하는 말이다. 그러나 병이 나은 뒤에는 그 모든 말이 다 거짓이다. 참된 말이라도 견해를 일으키면 거짓이고, 거짓된 말이라도 사람들의 망상을 멈추게 하면 참된 말이 된다. 병 자체가 거짓이라, 처방도 거짓일 뿐이다."

그래서 저는 제자들에게 설법을 들을 때 가만히 앉아서 생각하지 말라고 가르칩니다. 듣기만 하고, 생각하지 않으면, 그 지침을 이해할 기회도 얻을 수 있습니다.

---

61 백장선사(720-814) : 당나라 선승으로, 선종 사찰 운영의 기틀인 청규를 제정. "하루 일하지 않으면 하루 먹지 않는다(一日不作, 一日不食)."는 말로 유명.
62 말로 전하는 모든 가르침.

* * * * *

어떤 선 수행자가 경전을 독송하고 있을 때, 강도가 들이닥쳐 목에 칼을 들이대며 돈을 내놓으라고 했습니다.

"저기 상자 안에 있소."

그 수행자는 독송을 멈추지 않고 답했습니다. 강도가 나가려 하자, 수행자가 말했습니다.

"세금 낼 돈만 좀 남겨 두시오. 내일 세금 걷으러 올 겁니다."

강도는 돈을 좀 되돌려 놓고 나가려 했습니다. 그러자 수행자가 말했습니다.

"누군가 선물을 주는데, 감사해야 하는 거 아니오?"

강도는 감사하다고 말하고, 떠났습니다. 며칠 뒤, 그 강도가 붙잡혔습니다. 그는 자백하다가 그 수행자를 털었다고 말했습니다. 하지만 그 수행자는 증언을 거부하며 말했습니다.

"그 돈은 선물로 준 것이고, 그는 감사 인사를 했고, 그게 답니다."

그 강도는 감옥에서 한 철을 보내고, 출소하자마자 곧장 수행자를 찾아갔습니다
"제 스승님이 되어주시겠습니까?"

좋은 스승은 언제나 제자가 원하는 것을 얻도록 도와줍니다.

35. 부처님의 지혜

선의 궁극적인 목표는 수승한 지혜를 계발하도록 돕는 것입니다. 지혜로운 사람은 실수를 저지르지 않습니다. 반대로, 다른 이들에게 가장 도움이 되며, 진정으로 행복합니다. 제가 알기로, 부처님보다 더 지혜로운 분은 없습니다. 부처님께서 보지 못하는 것도, 알지 못하는 것도 없습니다. 따라서 제가 편향되었다거나 종교의 개종을 권하는 것처럼 보일 위험을 무릅쓰고라도, 이런 종류의 지혜에 관해 설명하고자 합니다. 설령 여러분에게 불교가 아닌 다른 종교적 성향이나 신념이 있더라도, 이 부분을 그냥 넘어가지 말고 한번 끝까지 읽어보시길 바랍니다. 다른 사람들이 알고 있는 걸 배운다고 해서 해로울 일은 없을 겁니다.

부처님의 경계를 산스크리트어로 '아뇩다라삼먁삼보리'라고 합니다.

아뇩다라(Anuttara) : **무상**(無上), 최상, 위 없는,
삼먁(Samyak) : **정등**(正等), 바르고 평등한,
삼보리(Sambodhi) : **정각**(正覺), 올바른 깨달음.

이 용어를 설명하려면 끝부분부터 시작하는 것이 좋겠습니다. 이는 최상의 이해에 이르는 여정에 있는 중요한 이정표를 보여줍니다.

'삼보리'는 아라한의 성취를 뜻합니다. 저는 이를 종종 '**구정**(九定)'이라고 부릅니다. 그 특징은 자아를 비웠다는 점이고, 더는 이기적이지 않고, 더 쉽

게 내려놓을 수 있습니다. 탐욕, 분노, 어리석음에서 벗어난 상태입니다. 이에 대한 자세한 내용은 25장 '구정'을 참고하시기 바랍니다.

그러나 여전히 할 일은 많습니다. 선의 관점에서 보면, 이는 아직도 매우 낮은 수준의 성취로 여기기 때문입니다.

저는 이 책을 시작하면서, 초심자부터 구정까지 가르치는 과정으로 선명상 수업을 정의했습니다. 제자들에게 도전이 되도록 하기 위함이었습니다. 몇 년이 지난 지금까지도 그 수준이 너무 낮다고 불평하는 사람은 한 명도 없었습니다. 누군가 불평할 때가 되면 그 단계를 삼먁-선$^{(Samyak\ Chan)}$으로 바꾸려고 기다리는 중입니다.

'삼먁'은 불교에서 '깨달음'을 의미합니다. 이는 보살들의 단계입니다. 깨달은 자는 자신의 본성을 볼 수 있습니다(이를 견성이라고 합니다.). 그들은 앞서 언급한 아라한이 하는 '자아의 공[63]'에 그치지

---

[63] 자신을 비우는 것.

않고, '진정한 공$^{(眞空, \text{True Emptiness})}$'을 경험합니다.

덧붙이자면, 깨달은 사람들은 어떤 집착도 없습니다. 심지어 '깨달음'조차도 그들에게는 대단한 일이 아닙니다. 그래서 결코 자신이 깨달았다고 주장하지도 않습니다. 그들은 깨달은 '나'도, '깨달음'이라 불리는 상태에도 집착하지 않습니다.

마지막으로, '아뇩다라'는 '이보다 더 나을 수 없음'을 뜻합니다. 불교에서 무상 또는 위없음이라 불립니다. 즉 최상이란 뜻입니다. 이것이 바로 부처님들의 궁극의 지혜입니다.

뛰어넘을 수 없는 것은 어떤 것일까요? 아뇩다라는 지식에서 최고로 부유하고, 자산에서 최고로 부유한 것입니다. 어떻게 가장 부유한 사람이 될 수 있을까요? 모든 걸 가지면 됩니다.

아뇩다라는 모든 것을 아우르는 전체성입니다. 부처님은 온 우주입니다. 아뇩다라는 우리 모두를 그리고 모든 중생, 산과 강, 행성과 은하계들을 다 포함합니다. 그밖에는 아무것도 없습니다. 여기서 가장 멋진 부분은 우리 모두가 본래 이걸 지니고 있다는 점입니다. 다시 말해, 우리는 이미 이 수승한 지혜를 갖고 있습니다.

제가 2013년 7월 7일 《금강경》 강설에서 이 개념을 설명했는데, 한 학생이 이렇게 물었습니다.

"그런데 왜 저는 스스로 지혜롭거나 대단히 부유하다고 느껴지지 않을까요?"

그래서 답하길,

"지금 그게 가려져 있기 때문이에요. 그래서 느낄 수 없고, 그래서 의심하는 것입니다. 하지만 그건 중요하지 않습니다. 여러분이 의심하든 안 하든, 이미 갖고 있습니다."

또 다른 학생이 물었습니다.

"그렇다면 그걸 어떻게 드러낼 수 있나요?"

그래서 답하길,

"어떻게 더 빨리 부자가 될 수 있냐는 질문인가요? 이미 갖고 있으니, 그냥 열심히 노력해서 파내야 하는 것입니다. 그걸 가리고 있는 온갖 층을 걷어내야 합니다. 내면을 들여다보고, 이제 밖을 쫓는 건 멈추세요!"

예를 들어, 보통 사람들은 돈을 벌고, 경력을 쌓고, 투자하는 데 많은 시간과 에너지를 씁니다. 그러나 인류의 역사에서 부처님께서 출현하시기 전까지 가장 부유하고, 지혜로운 존재가 된 사람은 아무도 없었습니다.

부처님께서는 우리에게 그 비밀을 나누어 주시기 위해 선을 가르치셨습니다. 어떤 비밀일까요? 바로 우리도 부처님처럼 지혜롭고 완벽해질 수 있다는 것입니다.

1993년 무렵, 제가 명상을 배우기 시작했을 때, 아직 선을 이해하기 전이었습니다. 그때 명상에 관한 책을 많이 읽었습니다. 당시에는 인터넷에 정보가 많지 않았습니다. 서점에는 마음챙김 명상에 관한 책들이 수백 권이나 있었습니다. 저자들 중 출가자도 있었고 재가자, 남성 저자와 여성 저자도 있었습니다. 많은 경우 저자들은 마음챙김 유행에

편승하곤 했습니다. 그리고 오늘날 마음챙김이라는 개념은 사회 전반에 너무나 널리 퍼져 있습니다.

왜일까요? 그건 효과가 있기 때문입니다. 사람들이 보통 마음챙김을 권하는 이유는 마음챙김이 삶을 더 낫게 만들어주기 때문입니다. 특히 그 당시 사람들은 마음챙김의 많은 이점 가운데, 기분이 더 좋아진다거나, 장미향이 더 잘 느껴지고, 석양이 더 기억에 남는다는 것을 발견했습니다.

그래서 명상 지도자들은 음악이나 석양을 즐기라고 가르치거나, 음식을 삼키기 전에 25번 씹으라는 등의 방법으로 할 수 있는 한까지 다 가르쳤습니다.

좀 더 최근에는, 한 유명한 원로스님이 마음챙김을 이렇게 설명했습니다. "마음챙김을 실천해야 합니다. 부처님께서는 무상(無常, impermanence)에 대해 가르치셨습니다. 모든 것이 영원하지 않고 결국은 먼지로 돌아간다는 사실입니다. 그게 인생을 포기하라는 뜻은 아닙니다. 오히려 아직 할 수 있는 동안,

돈, 자동차, 집, 자기 자신도 즐겨야 합니다. 이 또한 마음챙김입니다."

그 지도자들의 마음챙김에 대한 설명도 맞습니다. 그건 출세간적 마음챙김이 아니라 세간적 마음챙김입니다.

세간적 마음챙김은 일시적인 이익만 가져옵니다. 출세간의 마음챙김은 훨씬 더 오래 지속되는 이익을 가져오며, 그 이익은 미래 생에서도 사용할 수 있습니다. 결국 핵심은 여러분이 진정으로 무엇을 원하는가에 달려 있습니다.

선명상은 중생들의 바람에 맞추기 위해 그러한 세간의 가르침도 포용합니다. 그러나 더 높은 단계에서는, 스승들이 진정한 이해를 지니고 있습니다. 그런 스승들은 우리의 변덕, 근시안적 관점, 이기적인 동기, 특히 자기방종을 따르는 대신, 장기적인 이익을 얻을 수 있도록 돕고 싶어 합니다.

다시 본론으로 돌아가서, "안을 들여다본다."라는 것은 무슨 의미일까요? 우리가 이미 그 수승한 지혜를 갖고 있다는 점을 기억하십시오. 그러므로 과학자들처럼 바깥을 향해 찾으러 다닌다면, 결코 수승한 지혜를 발견할 수 없습니다.

우리 자신 안을 들여다보아야 합니다. 그것이 바로 선의 핵심입니다. 자신의 허물과 부족함을 보십시오. 그것들을 제거하면 좋은 것만 남을 것입니다. 그렇게 단순합니다! 쉽지 않지만, 누구나 할 수 있습니다. 선에서 이 과정을 '반조(返照)'라고 부릅니다. 빛을 되돌린다는 뜻입니다. 밖으로 향해 타인의 잘못을 보려 하지 마십시오. 험담하지 마십시오.

자신의 탐욕, 증오, 어리석음, 질투, 옹졸함과 같은 자신의 허물만 들여다보십시오. 그 부정적이고 더러운 것을 모두 제거하십시오. 그러면 남는 것은 선함, 친절, 자비, 겸손 그리고 그 외에도 많습니다.

그것이 바로 궁극적인 행복입니다.

36. 마치며

이 두 번째 선명상 책이 수행을 더욱 열심히, 더욱 힘차게 이어가는데 격려가 되기를 바랍니다. 솔직히 말해서, 저는 여러분이 몸에 완전히 밸 때까지 선명상을 매일 꾸준히 이어가야 한다고 믿습니다. 매일 선명상을 해야 합니다. 그것이 바로 혜명(慧命, wisdom life)[64]을 위한 양식이며, 바로 이 혜명

---

[64] 문자 그대로 '지혜의 생명'을 뜻하며, 깨달음의 생명력 또는 지혜로써 이어지는 생명을 의미.

이 웰빙을 위한 근본이기 때문입니다.

우리는 그동안 꾸준히 수행에 힘써 온 제자들로부터 긍정적인 피드백을 많이 들어왔습니다. 학생들은 노력과 인내의 결과로 훌륭한 감응을 얻었습니다. 그래서 저희는 그들의 경험담 일부를 공유해 보기로 한 것입니다. 더 많은 분이 선명상으로 이로움을 누리길 바라기 때문입니다.

이미 선 수행의 큰 이익을 알고 있다면, 더욱 겸손하고 낮추는 태도를 가져야 합니다. 설령 순수한 의도로, 다른 사람을 돕고자 하는 마음에서라도, 선 수행의 이점을 남에게 억지로 전하려 애쓰지 마십시오. 상대가 먼저 물을 때까지 인내를 갖고 기다려야 합니다. 왜일까요? 선명상의 일부가 바로 인내를 배우는 것 아닙니까? 인내심을 갖고 올바른 때를 기다려야 합니다. 그렇지 않으면 지나치게 자기 확신에 차 있거나 얕아 보일 수 있습니다.

솔직히 말해 봅시다. 사람들은 절대 어리석지 않습니다. 머리 스타일을 바꿨을 때, 주변 사람들이 눈치채기까지 얼마나 걸렸나요?

여러분이 선명상으로 정말 많은 것을 얻게 된다면, 자연스럽게 더 겸손하고, 더 온화하며, 더 인내심 있고, 더 친절하고 부드럽고, 함께하기 좋은 사람이 될 것입니다.

사람들은 이런 변화를 분명히 눈치채고 주의 깊게 살핍니다. 그리고 그들 스스로 이유를 알 수 없을 때, 결국 무슨 일이 있었기에 이렇게 긍정적으로 변했는지 묻게 될 것입니다.

품격 있는 삶

제가 마음속에 아끼는 이야기를 하나 나눠도 될까요? 저는 선명상에 관한 대부분의 지식을 스승이신 선화상인께 빚지고 있습니다. 그분의 선 훈련 기술은 여러 선종의 조사 가운데서도 으뜸이었을 뿐만 아니라, 그 자체로도 탑 클래스였습니다. 그분은 정말 품격 있는 분입니다.

부디 시간을 내어 선화상인의 가르침을 찾아 직접 확인해 보시기 바랍니다.

저는 여러분도 구정이나 그 이상에 도달했을 때, 그런 품격 있는 존재가 되시기를 바랍니다. 그 길을 가는 동안 자신을 잘 다듬어서 우리 모두 그분처럼 되길 바랍니다. 우리가 모두 본받아야 할 그분의 덕목을 몇 가지 여기 나눕니다.

모든 이에게 공경심을 가집시다. 왜일까요? 공자는 "세 사람이 길을 가면, 그중 두 명은 나의 스승이다."라고 했습니다. 저는 수년간 선을 가르쳐 온 끝에 이렇게 느낍니다. "세 명 모두가 나의 스승이다." 진심으로 그렇습니다.

스승님들께 감사합시다. 좋은 스승은 우리가 알 수 있는 것보다 훨씬 더 많은 것을 주시며, 부족한 스승이라도 자신이 아는 것 이상을 가르쳐 줍니다. 우리에게 심술궂고 거칠게 대하는 이들에게도 감사합시다. 왜냐하면 우리가 과거에 지은 업보를 갚을 기회를 주기 때문입니다.

다른 사람에게 아무것도 요구하지 맙시다. 특히 출가한 사람은 신도들에게 명령하거나 부리지 말아야 합니다. 더 중요한 것은, 인정받으려 하지 않는 것입니다!

다른 이에게 양보합시다. 특히 자신의 의지나 신념을 남에게 강요하거나, 다투려 하지 말아야 합니다. 굳이 잠깐의 명성을 얻으려 노력할 필요가 없는 겁니다. 다른 이에게 그들이 한 이상으로 공로를 돌립시다. 저는 겸손한 자세를 유지하려는 전통적인 중국인들의 태도를 좋아합니다.

타인에게 친절합시다. 우리 모두 원하는 것을 얻으려면 얼마나 열심히 노력해야 하는지 잘 알고 있습니다. 그러니 다른 이에게 슬픔이나 번뇌를 보탤 필요가 없습니다. 오히려 기꺼이 그들에게 유쾌하고 즐거운 사람이 되기 위해 노력합시다.

제 소견으로, 선화 상인이야말로 매우 지혜롭고, 풍족하고, 강하고, 덕이 높으셨기 때문에 진정으로 '품격 있는 분'이셨습니다. 궁극적인 '품격'은 단순히 외적인 태도에서 그치지 않고, 내면으로부터 스스로 특별한 존재가 아니라 여기며, 자신이 하는 일 또한 대단치 않다고 여기는 데 있습니다. 선화 상인은 늘 그러한 태도를 몸소 보여주셨습니다.

선화상인은 정말 훌륭한 롤모델입니다. 제가 만나 뵐 수 있었던 분들 가운데 가장 행복하신 분이셨습니다. 왜냐하면 그분은 가장 자비롭고, 가장 인자하며, 가장 관대하셨기 때문입니다.

행복은 받는 데서보다 주는 데서 오는 것입니다!

맺는 감사의 말

선은 매우 심오합니다. 이걸 여러분이 당장 이해할 길은 없습니다. 진정으로 이해하려면 정말 열심히 정진해야 하고, 더 많은 복을 짓기 위해 기꺼이 많은 희생을 감수할 의지가 있어야 합니다.

하지만 선을 위해 쏟아붓는 만큼 더 많이 얻을 것입니다. 그리고 그 한계는 무한합니다. 부디 그보다 못한 것에는 만족하지 마십시오.

끝으로, 저는 모든 선 수행자들이 반드시 염불을

배우고 아미타부처님의 정토에서 왕생할 것을 고려해야 한다고 진심으로 믿습니다.

저는 여러분을 개종시키려는 것이 아닙니다! 불자가 아니더라도, 생의 끝에 아미타부처님의 정토에 왕생하실 수 있습니다.

정토왕생은 [65]삼사라에 갇혀 끊임없이 도는 이 현실 속에서 우리가 얻을 수 있는 최상의 보험입니다.

여러분 모두 안락하시길 바랍니다.

관심을 가져주셔서 감사합니다.

석 영화 합장

---

65 생사윤회의 세계를 뜻하는 산스크리트어 용어.

여생 동안 기억하세요.
곤경에 처하거나 큰 문제가 있거나,
피곤하거나 혼란스러울 때,
다리를 꼬고 앉아 눈을 감으세요.
그리고 부처님의 명호를 염불하십시오.

문제는 결국 스스로 해결될 것입니다.

석 영화 합장

> **선명상의
> 실질적 이점**

기침 발작이 멈추다
'라우라-엘레나'의 삼매 체험

어느 날 우리 선명상반에서, 한 어린 학생이 놀라운 체험을 공유해 주었습니다. 당시 열 살이었던 라우라-엘레나는 우리 모두에게 선명상 기술을 사용해 기침 발작을 어떻게 멈추는지 가르쳐 주었습니다.

라우라-엘레나는 몇 주 전 아팠습니다. 기침이 멈추지 않았습니다. 자정 무렵부터 시작한 기침은 매우 심각했고, 가족도 원인을 알 수 없었습니다. 코가 막혔거나 콧물이 흐르는 것도 아니었기 때문입니다. 폐에서 올라오는 기침이었고, 매우 고통스러웠습니다.

두 시간 가까이 쉬지 않고 기침했습니다. 그동안

어머니는 기침약, 꿀차, 심지어 식초까지 부모라면 해볼 만한 방법을 모두 시도해 봤지만, 아무런 효과가 없었습니다. 결국 응급실로 데려가야 할지 고민하던 중, 어머니는 선명상을 배웠기 때문에 딸에게 명상을 한번 해보자고 말했습니다. 명상을 할 수만 있다면, 기침이 멈출지도 모르니까요. 너무 기침에 집중하지 말고, 마음에서 지워보자고 했습니다.

라우라-엘레나는 즉시 명상을 시작했습니다. 영화스님의 선명상교실에 몇 차례 참여한 적이 있어서 이미 방법을 알고 있었습니다. 그래서 바닥에 앉아 결가부좌를 하고, 배꼽에 부처님의 명호를 염불했습니다. 처음에는 기침하고픈 충동과 싸우느라 집중하기가 힘들었습니다. 하지만 시간이 지나며 차츰 이완되었습니다. 라우라-엘레나는 무슨 일이 있었는지는 정확히 기억이 나지 않지만, 명상을 시작한 지 5분쯤 지나자 기침이 훨씬 참을 만해졌다고 말했습니다. 이어서 15분간 계속 앉아 있었고, 시간 가는 줄 몰랐습니다. 그러고는 일어나서 한마

디도 하지 않고 바로 침대로 올라가 잠들었습니다.

어머니에 따르면, 기침 발작 중 딸이 화장실에 달려가 토하려 했다고 합니다. 토하고 싶은 느낌이 든다는 것은 기가 잘못된 방향으로 흐르고 있다는 신호입니다. 그럴 때, 반드시 명상해야 합니다. 명상은 기 흐름을 조절해 주고, 기가 바르게 흐르면 구토하고 싶은 충동도 사라집니다.

아프고 피곤할 때 대부분 눕고 싶어 집니다. 의사들도 그렇게 권유합니다. 하지만 선명상 기술이 있다면, 가장 좋은 방법은 바로 명상하는 것입니다. 몸이 좋지 않을 때 명상을 시작하는 것은 어렵지만, 꾸준히 이어가는 것이 중요합니다. 피곤함과 싸우고, 계속해서 명상에 집중해야 합니다. 바로 이 지점에서 여러분의 선명상 기술이 빛을 발합니다. 그리고 이것이 가장 빠른 회복의 길입니다.

만약 선명상 기술이 없다면, 아플 때 명상해도 별 효과가 없을 수 있습니다. 그러나 선 실력이 있다면, 아프거나 지쳐있을 때 오히려 삼매에 들어가기 더 쉽습니다.

라우라-엘레나에게 바로 그런 일이 생긴 것입니다. 삼매에 들어가서 15분간 앉아 있었습니다. 그 시간 동안 기가 매우 강하게 폐와 전신을 순환하며 치유했습니다. 삼매에서 나왔을 때는 이미 기침이 멈춘 상태였습니다. 이것이 그녀가 스스로 치유한 방법입니다.

이것이 우리가 매일 명상하는 이유입니다. 명상 기술을 연마해 두어야, 아플 때 큰 도움이 됩니다.

어머니가 명상하자고 했을 때, 라우라-엘레나는 그 제안을 받아들였습니다. 무시하거나 외면하지 않고 어머니의 말을 들은 것입니다. 이는 그녀가 이미 많은 복이 있다는 걸 보여줍니다. 그렇지 않았다면 응급실에 갔을 것이고, 이후 기침 발작이 일어날 때마다 응급실에 가는 패턴이 굳어졌을 것입니다. 병원은 기침의 증상만 처리할 뿐이지만, 선명상은 그 원인을 해결합니다.

기침 발작이 겉으로는 나쁜 일처럼 보일 수 있

습니다. 그러나 동시에 숨겨진 복으로 볼 수도 있습니다. 이 경험을 통해 라우라-엘레나는 어려움에 처했을 때 의지할 수 있는 선명상 기술이 있다는 걸 알게 되었습니다.

삼매에 들어가서 스스로를 치유하십시오. 선명상은 여러분의 웰빙과 직결되어 있으니 반드시 진지하게 임해야 합니다. 선명상의 실력을 키우는 것이 곧 건강을 키우는 일입니다.

콜레스테롤 약의 독성을 없애다
한 명상가의 무색계 삼매 체험

탐은 지난 2008년부터 콜레스테롤을 낮추기 위해 매일 처방약을 복용해 왔습니다. 그러나 한 달간 진행된 선칠 동안은 채식 위주의 단순한 식단을 하고, 하루 종일 좌선을 했기 때문에 약을 먹지 않기로 결심했습니다. 선칠에 참여하며 그는 날마다 건강이 점점 더 좋아지는 걸 느꼈습니다.

약 6주가 지나도 탐은 여전히 콜레스테롤 약을 먹지 않았습니다. 그는 다시 복용을 시작해야 할지 고민하다가, 어느 날 밤 10시쯤 취침 전에 약 한 알을 먹었습니다. 약 30분 뒤, 그의 온몸에 갑자기 심한 가려움증이 일어났습니다. 잠을 자려 했지만 가려움이 너무 심해 자정쯤 일어나 좌선을 시작했습니다. 약 30분 정도 앉아 있자 가려움이 현저히 줄었고, 편안히 누워 잠들 수 있었습니다.

한 달 뒤 법문 시간에 자신의 경험을 공유했을

때, 영화스님은 탐이 선칠을 통해 큰 진전을 이루었고 무색계 중에서도 높은 단계에 도달했다고 설명했습니다. 선칠 후 약을 먹었을 때, 그의 몸은 수행 단계로 인해 약에 들어 있는 독소를 자연스레 거부하였고, 그래서 가려움증이 생긴 것입니다. 하지만 30분간 명상하자, 약 속에 있던 독소를 대부분 배출할 수 있었습니다.

그 후 몇 년 동안 탐은 계속 정진했고, 마침내 혈액 검사 결과가 눈에 띄게 개선되었습니다. 검사 수치가 정상 범위로 돌아왔고, 심지어 결과지에 "축하합니다!"라는 메모가 함께 나올 정도였습니다.

추천 도서

선화상인의 방대한 법문 가운데 일부는 한국어로 번역·출간되어 소개되었습니다.

《염불 극락으로의 초대》(불광출판사, 2024)
《본래의 자기 집을 찾아라》(비움과소통, 2021)
《선화상인 법화경 강설》(불광출판사, 2018)
《부처님 말씀 그대로 행하니》(불광출판사, 2015)
《서방극락이 그대의 집》(민족사, 2014)
《허공을 타파하여 마음을 밝히다》(불광출판사, 2013)
《선화상인 능엄경 강설》(불광출판사, 2012)
《능엄신주 법문》(불광출판사, 2009)

국내 출판

경전
《약사유리광여래본원공덕경》 상욱, 현안 역 (위앙북스, 2025)

영화스님
《복 있는 당신께, 다르마톡》 현안, 현공 역 (어의운하, 2024)
《영화스님의 선명상》 윤희조, 박재은 역 (운주사, 2024)
《불유교경》 상욱, 현안 역 (어의운하, 2023)[66]
《정토수행지침서1》 조소영 역 (운주사, 2022)

현안스님
《보물산에 갔다 빈손으로 오다》 (어의운하, 2021)

---

66 2023년 올해의불서10 보덕전법상 수상

아메리칸 선명상 : 통찰

초판 1쇄 발행 | 2025년 12월 11일
지은이 | 영화
옮긴이 | 현안
발행인 | 박소진, 한혜현
펴낸곳 | 위앙북스
기획 편집 | 현안

디자인 | 마음 연결

ISBN | 979-11-987755-2-8(03220)
가격 | 18000

주소 | 경기도 성남시 분당구 백현로101번길 20 503, 504호
이메일 | weiyangbooks@gmail.com

※저작권법에 의하여 보호를 받는 저작물이므로 무단으로 복사, 전재하거나 변형하여 사용할 수 없습니다.